PIMENTA
e seus benefícios à saúde

Este livro é uma obra de consulta e esclarecimento. As receitas e técnicas aqui descritas têm o objetivo de complementar – e não substituir – o tratamento ou cuidados médicos. As informações aqui contidas não devem ser usadas para tratar uma doença grave sem prévia consulta médica.

Dr. MARCIO BONTEMPO

PIMENTA
e seus benefícios à saúde

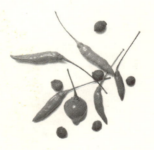

São Paulo
2012

Dados Internacionais de Catalogação na Publicação (CIP)
(Câmara Brasileira do Livro, SP, Brasil)

Bontempo, Marcio
    Pimenta e seus benefícios à saúde / Marcio Bontempo. – São
Paulo: Alaúde Editorial, 2007.

    Bibliografia.
    ISBN 978-85-98497-64-8

    1. Condimentos 2. Culinária (Pimenta) 3. Especiarias
    4. Natureza - Poder de cura 5. Naturopatia 6. Pimenta I. Título.

07-5580   CDD-615.535

Índices para catálogo sistemático:
1. Pimenta: Medicamentos naturais: Prescrição:
Medicina natural 615.535

Editor
Antonio Cestaro

Coordenação Editorial
Lucimara Leal

Revisão
Maria Sylvia Correa

Capa e Projeto Gráfico
Walter Cesar Godoy

Copyright© 2007 Alaúde Editorial Ltda
Todos os direitos reservados.

R. Hildebrando Thomaz de Carvalho, 60
CEP 04012-120 - São Paulo - SP
Telefax: (11) 5572-9474 / 5579-6757
alaude@alaude.com.br www.alaude.com.br

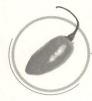

ÍNDICE

A filosofia do Pai da Medicina e a cura através dos alimentos 7

Cap. I   Um dos mais antigos alimentos-remédios da humanidade......... 9

Cap. II   O que são as pimentas.. 17

Cap. III   As estrelas do mundo das pimentas 19

Cap. IV   Curiosidades sobre as pimentas 35

Cap. V   O que é uma pimenta e a sua composição 49

Cap. VI   O que a ciência sabe sobre a pimenta 61

Cap. VII   Aplicações medicinais da pimenta por ingestão 73

Cap. VIII   Aplicações medicinais externas da pimenta 99

Cap. IX   A pimenta como preventivo das enfermidades 105

Cap. X   Pimenta para a longevidade 107

Cap. XI   Os cuidados com o uso da pimenta 109

Cap. XII   Cultivando pimentas 119

Cap. XIII   Receitas deliciosas, com pimenta 123

Bibliografia e fontes científicas 149

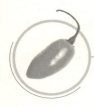

A FILOSOFIA DO PAI DA MEDICINA E A CURA ATRAVÉS DOS ALIMENTOS

Segundo Hipócrates, o Pai da Medicina, devemos fazer dos alimentos os nossos remédios. Essa filosofia era a base de toda a medicina grega antiga e ensinava que a boa alimentação é o alicerce da saúde. Contudo, muito mais do que uma técnica alimentar, o sistema de Hipócrates utilizava o poder direto de cura de diversos alimentos, empregando-os tanto na recuperação do organismo nas diversas enfermidades, quanto na prevenção das mesmas. Na lista dos alimentos-remédios da Grécia, estavam pesos-pesados como o alho, o gengibre, a cevada, diversas frutas, o azeite de oliva, o vinagre de vinho, o próprio vinho, vários tipos de chás, sementes oleaginosas e as pimentas, além de centenas de outros secundários.

Concentrava-se a atenção no efeito específico do alimento e, com base nele, dietas exclusivas – ou concentradas em determinado item – eram prescritas para o tratamento de diversas doenças. Entendia-se que o corpo é formado pela essência dos alimentos ingeridos: se alimentos ruins ou prejudiciais eram ingeridos, poderiam provocar distúrbios e as doenças classificadas pela medicina; em caso oposto, os bons alimentos eram considerados como capazes de curar aquilo que os maus produziram. Embora esta visão e experiência não figure como essencial na medicina convencional moderna, as novas correntes de pensamento médico já a resgataram, e temos agora uma outra realidade quanto à importância da alimentação e do poder curativo de determinados alimentos. Atualmente existe o conceito e a classificação de "alimentos funcionais", que são aqueles considerados capazes de promover a saúde. Com o advento da medicina ortomolecular, temos uma reedição atualizada do pensamento de Hipócrates, pois a ciência já conhece as propriedades medicinais e composições que explicam como os alimentos podem curar. No grupo dos alimentos funcionais está a soja, a uva, o tomate, o limão, o abacaxi, o mamão, a cenoura, o arroz integral, entre outros, mas já há lugar de destaque para as pimentas. Veremos mais adiante a razão.

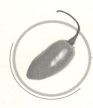

CAPÍTULO I

Um dos mais antigos alimentos-remédios da humanidade

O nome pimenta vem da forma latina *pigmentum*, "matéria corante", que no espanhol virou *pimienta*, passando depois ao entendimento contemporâneo como "especiaria aromática".

É importante saber que as pimentas eram utilizadas na medicina e na culinária muito antes de Hipócrates, que viveu por volta do século 5 a.C. Já na antiga medicina tibetana e aiurvédica, médicos sacerdotes, e a própria população, utilizavam os poderes medicinas para tratar as múltiplas enfermidades. Nos livros sagrados da medicina aiurvédica – famosa por suas composições ardidas – figuram diversas fórmulas em que as pimentas constituem elementos importantes. Segundo o conhecimento da medicina indiana antiga, as plantas pungentes (ardidas) combatem o excesso de mucosidades acumuladas no organismo, eliminam toxinas (*ama*) e tonificam a energia vital. Mas não apenas na medicina indiana vamos encontrar as pimentas como recursos medicinais. Na medicina chinesa antiga são inúmeros os métodos de tratamento com pimenta, o mesmo acontecendo na medicina egípcia, mesopotâmica, persa, e depois árabe que, com a expansão do Islã, difundiu a sua avançada medicina por praticamente todo o mundo.

A pimenta figura como um importante recurso medicinal em todos os sistemas médicos conhecidos e em todas as culinárias do planeta. Pela sua capacidade de produzir calor e rubor, sempre foi considerada um excelente afrodisíaco e, como tal, sempre parece ter cumprido a sua missão. Por esse motivo, a utilização da pimenta como condimento foi proibida para monges, sacerdotes, discípulos e religiosos celibatários, de modo a evitar o estímulo do desejo sexual.

Povos que utilizam regularmente a pimenta são conhecidos por sua fertilidade, como os indianos e os chineses. A região italiana da Calábria, onde um tipo de pimenta semelhante à nossa malagueta (não é a "pimenta calabresa", pois ela não existe como pimenta isolada, mas sim como mistura de pimentas vermelhas, diferentes da pequena malagueta, tais como a dedo-de-moça, ou chifre-de-veado, conforme veremos adiante) é utilizada em grande quantidade na alimentação, os homens possuem quantidades de espermatozoides bem superiores à média mundial. Com base nisso, existe um bom recurso da Medicina Tradicional para combater a esterilidade masculina e a baixa quantidade de espermatozoides: a ingestão de uma a duas pimentas pequenas (tipo malagueta) por dia, às refeições, sem mastigar, como se fossem pílulas.

Tratados médicos persas antigos, certamente como herança da medicina aiurvédica, recomendavam a ingestão de pimenta para combater dores musculares e dores de cabeça, o que criou a tradição de se adotar as pimentas como condimento para combater a enxaqueca, atualmente.

Estudos mostram que a pimenta, por seu poder antisséptico e protetor, fazia parte das fórmulas para o embalsamamento de múmias no Egito. Entre os povos pré-colombianos na América (incas, astecas, maias, tupis, guaranis etc.), plantas picantes sempre foram utilizadas como alimento e como remédio.

As pimenteiras do gênero *Capsicum* são nativas da América, mas sua origem exata é controversa: alguns pesquisadores acreditam que elas surgiram na Bacia Amazônica, enquanto outros afirmam que elas se originaram na América Central ou ainda no México. Na América, as pimentas parecem ter surgido há 7.000 anos a.C. na região do México Central. As primeiras pimentas consumidas foram coletadas provavelmente de plantas selvagens, o que coloca as pimentas entre as plantas cultivadas mais antigas das Américas. Os americanos pré-históricos cultivaram a pimenta selvagem *piquin*, que se multiplicou geneticamente nos vários tipos de pimenta hoje conhecidos. Elas podem ter sido usadas pelos nativos indígenas como um medicamento, uma prática comum entre os maias. Os astecas já tinham desenvolvido muitos tipos de pimenta, seja como remédio, ou como tempero.

Uma das principais características culturais das tribos indígenas que habitavam as terras brasileiras na época do Descobrimento era o cultivo de pimentas. Após o Descobrimento, as sementes e frutos de pimentas passaram a ser cada vez mais cultivados, disseminados entre vários povos, utilizados de diversas formas. Algumas dezenas de variedades dessas pimentas são produzidas no Brasil, e mesmo sendo um cultivo ainda de maneira rústica, é um mercado que movimenta em torno de 80 milhões de reais por ano, incluindo o consumo interno e as exportações.

A pimenta no rol dos alimentos funcionais

Alimentos funcionais são aqueles que fazem parte de um grupo de elite dos nutrientes. São assim classificados pelo FDA (Agência que controla os medicamentos e alimentos) nos Estados Unidos e pela Agência Nacional de Vigilância Sanitária (Anvisa)

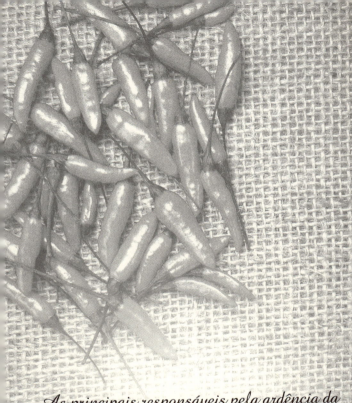

As principais responsáveis pela ardência da pimenta são as sementes e a placenta, no interior do fruto. Retiradas essas partes, a pimenta deixa de ser picante, apresentando um sabor doce e leve.

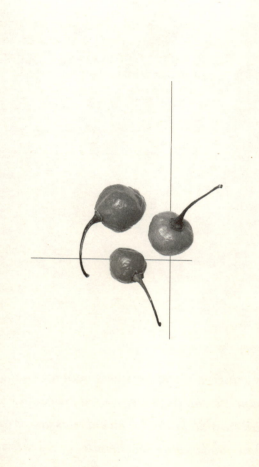

no Brasil: alimentos que, além de possuir nutrientes, contêm também componentes de ação protetora, medicinal, terapêutica e curativa especial. Neste grupo estão hoje o alho, a cebola, a uva (suco e vinho), a soja, o tomate, o limão, o arroz integral, o abacaxi, o mamão, o açaí, o caju etc.... e as pimentas!

A palavra pimenta *em alguns idiomas e dialetos do mundo*

Africano	Brand rissie	Japonês	Togarashi
Amharic	Mit'mita Berbere	Kannada	Manasina kayi
Árabe	Fulful ahmar	Laotian	Mak phe kunsi
Assami	Jolokia	Malaio	Lada mira
Bengali	Morich	Malayalam	Mulagu
Português (Brasil)	Pimenta	Burmese	Nga yut thee Nil thee
Marathi	Mirchi	Chinês	Chao tian jiao Chang bing jiao
Espanhol (México)	Cola de rata	Croata	Paprika ljuta
Nahuatl	Chilcozli Chiltecpin	Dinamarquês	Spansk peber
Holandês	Spaanse peper Cayennepeper	Nepalês	Rato khursani
Inglês (Grã-Bretanha)	Cayenne pepper Red pepper Chillie	Espanhol (Peru)	Aji cereza
Polonês	Papryka	Finlandês	Chilipippuri
Português (Portugal)	Piri-piri Pimento	Punjabi	Lal-mircha

Francês	Poivre rouge Piment fort Poivre de cayenne	Romeno	Ardei lute
Russo	Perec	Esloveno	Sladka paprika
Espanhol (Espanha)	Pimenta de Cayena Guindilla	Alemão	Cayen Beissbeere Pfeffer Chili pfeffer
Swahili	Piri piri	Sueco	Chilipeppar
Grego	Piperies	Tagalog	Sili berde
Gujrati	Mirchi	Tamil	Mulagu
Hebraico	Adom Pilpel matok	Telugu	Mirapakaya
Indiano	Lal mirch Achar	Tailandês	Pisi hui Prik khee
Húngaro	Paprika	Turco	Biber
Indonês	Cabai	Urdu (Índia)	Lalmarach
Italiano	Peperone Peperoncino Pimento	Vietnamita	Ot

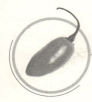

CAPÍTULO II

O QUE SÃO AS PIMENTAS

Pimentas são plantas utilizadas na alimentação, que produzem as sensações picante e de calor devido aos seus componentes químicos, capazes de estimular as papilas gustativas da boca. Basicamente, há dois gêneros de pimentas mais conhecidos, o *Piper* e o *Capsicum*.

As mais antigas, utilizadas antes só no Oriente, são as do gênero *Piper*, que são sementes de plantas da família das piperáceas, tendo como a mais conhecida a pimenta-do-reino (*Piper nigrum*) como é conhecida no Brasil. As várias maturações dos grãos oriundos desta planta dão origem à pimenta-verde, à pimenta-branca e à pimenta-preta. O princípio ativo mais importante deste gênero é a piperina.

O gênero *Capsicum* compreende cerca de 27 espécies conhecidas. As pimentas do gênero *Capsicum* pertencem à famosa família das solanáceas, da qual fazem parte a berinjela, a batata, o tabaco, além de outras, onde se inclui o pimentão, como é conhecido no Brasil, e como "pimento", em Portugal. A pimenta malagueta, como é conhecida no Brasil, é a espécie *Capsicum frutescens*, que em Portugal e em Moçambique é conhecida ainda como "piri-piri", mais consumida na Europa, na sua forma desidratada. Existe a espécie *Solanum pseudocapsicum*, que produz pimentas arredondadas e vermelhas, ou brancas, que são ligeiramente tóxicas, capazes de produzir sudorese e de elevar a pressão arterial em altas doses. O princípio ativo mais importante deste gênero é a capsaicina.

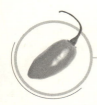

CAPÍTULO III

AS ESTRELAS DO MUNDO DAS PIMENTAS

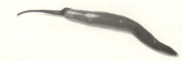

Pimenta-de-caiena

Ou simplesmente: pimenta caiena. O nome desta pimenta deriva do fato de ter sido muito comercializada a partir de Caiena (capital da Guiana Francesa) para a Europa e depois para o mundo inteiro. É a pimenta mais comercializada no mundo Ocidental. O nome é atribuído à espécie *Capsicum baccatum*, uma variedade de malagueta, conhecida como "dedo-de-moça" ou "chifre-de-veado", esta última caracterizada por frutos de maiores dimensões e coloração mais intensa. Frequentemente, porém, o que se denomina como "pimenta-de-caiena", não é exatamente a *Capsicum baccatum* tradicional, mas uma mistura de pimentas vermelhas secas (malagueta, dedo-de-moça, chifre-de-

-veado). É bastante utilizada nas cozinhas mexicana e tailandesa para temperar molhos, peixes e aves.

Pimenta calabresa

Não é uma espécie de pimenta, mas apenas uma pimenta desidratada que se comercializa na forma de flocos com sementes ou em pó. No Brasil, utilizam-se principalmente as sementes da pimenta dedo-de-moça para a produção da "pimenta calabresa", mas outras similares podem ser usadas. Na Europa, principalmente na Itália, a pimenta *pepperoncini* é a mais utilizada para a produção do que no Brasil denominamos "pimenta calabresa", tanto assim que na Itália não se conhece esta pimenta por este nome, mas como "peperoncino", que é utilizada como condimento no espaguete ao alho e óleo. Há também outras numerosas aplicações culinárias, podendo ser comercializada na forma inteira (seca) ou em flocos. Na culinária brasileira, a "pimenta calabresa" é usada para tornar mais picantes os diversos pratos e na produção da linguiça calabresa, conforme é conhecida no Brasil, mas não na Itália (muito menos na Calábria).

Pimenta chili

É uma das 150 variedades da pimenta malagueta, cultivada pela primeira vez no México. É extrema-mente picante, utilizada no preparo de pratos mexicanos e italianos. Ideal para sopas, cremes, molhos cremosos e de tomate, frutos do mar, carnes, aves, vegetais e coquetéis. Usa-se seca, substituindo a pimenta vermelha fresca.

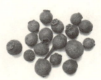

Pimenta-da-jamaica

Oriunda das ilhas caribenhas e do México, teve grande aceitação na Europa. Uma das mais apreciadas no mundo inteiro, esta pimenta é a baga de uma árvore aromática, muito comum na Jamaica, país que produz e distribui as pimentas de melhor qualidade. Também conhecida como pimenta síria, é bastante utilizada na cozinha do oriente do mediterrâneo, mas a tradicional pimenta-da-jamaica é mais utilizada na forma fresca e moída.

Pimenta jalapeño

Capsicum anuum. É uma famosa pimenta cujos frutos são cônicos, de coloração verde-claro a verde-escuro quando não maduros e vermelha quando maduros. É consumida fresca, processada na forma de molho líquido, conservas, desidratada ou em pó. Bastante popular no México e nos Estados Unidos, seu nome é uma homenagem à cidade de

Jalapa, capital de Vera Cruz, no México. É utilizada em vários molhos para tacos, burritos. Quando seca e defumada, é conhecida como *chipotle*, tornando-se ainda mais picante.

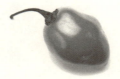

Pimenta habanero

Capsicum chinense. É uma das mais aromáticas e seu sabor, inigualável. É considerada uma das mais fortes que existem. Há dois tipos, a Red Savina (mais ardida) e a Habanero do Chile, também muito forte. Tem a forma de lanterna e seu sabor persiste bastante na boca. As cores variam entre amarelo, laranja e vermelho. Originária do Caribe e da costa norte do México, foi a primeira pimenta a ser cultivada pelos maias. É usada fresca, seca ou em molhos, bem diluída.

Pimenta-do-reino

Piper nigrum. É uma das especiarias mais antigas e mais utilizadas no mundo. Pequena e de formato arredondado, de coloração verde (não maduras) e vermelha (maduras). Tem um sabor forte e levemente picante. Originária das florestas equatoriais da Ásia, principalmente da Índia. É a baga de uma

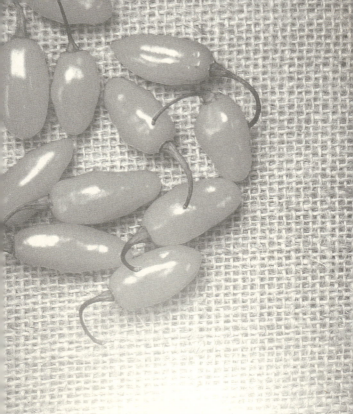

Depois do sal,
a pimenta é o ingrediente culinário ou
tempero mais usado no mundo.

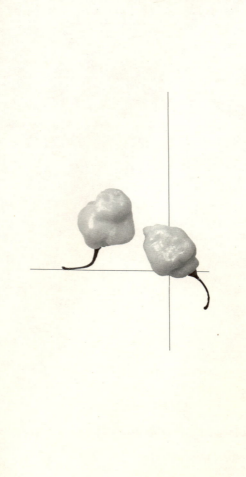

trepadeira, também, que se reproduz bem em todo o mundo tropical. Cultivada nas regiões Norte e Nordeste do Brasil. Considerada a rainha das especiarias, pode ser encontrada nas variedades branca, preta ou verde. Quando fervidas e depois secas, tornam-se negras e por isso são também conhecidas como pimenta preta. Fresca, é encontrada em salmoura, podendo ser usada em molhos, patês e manteigas aromatizadas. Também pode ser usada inteira ou moída na hora. Combina bem com quase todos os pratos.

Não se tem a informação sobre origem do nome.

Pimenta-do-reino verde

É a pimenta-do-reino colhida em seu estágio inicial de desenvolvimento, quando ainda está verde. É utilizada em diversos pratos da culinária francesa, sob o nome de *poivre vert*.

Pimenta-branca

É a pimenta-do-reino madura e seca, descascada. É utilizada em maioneses, peixes, molhos brancos, sopas claras e no tempero de saladas. Bem menos pungente do que a pimenta-do-reino.

Pimenta dedo-de-moça

Capsicum baccatum. É a mais consumida no Brasil. Seca e moída é conhecida como pimenta calabresa.

Ideal para se usar em quase todos os pratos de origem italiana.

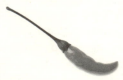

Pimenta malagueta

Capsicum frutescens. Uma das mais usadas na culinária e na medicina popular brasileira. Os frutos são pequenos e vermelhos quando maduros; têm aroma e sabor forte e bastante picante. Utilizada numa grande variedade de pratos na culinária baiana.

Pimenta síria

Não é uma pimenta, mas uma mistura de: pimenta-da-jamaica, pimenta-do-reino, canela, cravo-da-índia e noz-moscada, muito utilizada no preparo de pratos árabes. É usada para temperar pratos como esfiha, quibe e as carnes para recheio de charutinhos de repolho ou uva, legumes recheados e outros pratos.

Pimenta-rosa

Não se trata exatamente de uma pimenta, pois é o bago seco da aroeira (*Schinus terebenthifolius*), uma árvore do Brasil, parente do caju, da manga e do cajá mirim. Tem sabor delicado, suave, adocicado e levemente apimentado. Os pequenos frutos, quando maduros, apresentam coloração brilhante e lustrosa, que vai do rosa claro até o vermelho escarlate, semelhante a uma pequena pimenta. É conhecida como aroeira, aroeira-vermelha, aroeira-pimenteira, pimenta do Brasil, aroeirinha e pimenta brasileira. Foi introduzida com sucesso na culinária europeia, recebendo o nome geral de *poivre rose*. É utilizada na França, Itália e Alemanha para aromatizar salames e outras carnes embutidas. Combina bem em pratos salgados e doces. Uma especiaria brasileira.

Pimenta-preta

Ver em *Pimenta-do-reino*.

Pimenta-cumari

Cumari em tupi significa "a alegria do gosto". É uma pimenta pequenina, muito picante, ligeiramente amarga e de baixo aroma, nativa da mata brasileira. Apresenta frutos arredondados ou ovalados, verde (imaturos) e vermelho (maduros). Pode ser encontrada fresca ou em conserva.

Cumari-do-pará

Capsicum baccatum var. *praetermissum*. Uma variedade mais silvestre da pimenta-cumari também chamada "cumari verdadeira".

Pimenta-de-bode

Capsicum chinense. Muito picante e aromática. Apresenta frutos verdes (não maduros), amarelos ou vermelhos (maduros), arredondados ou achatados, muito semelhante à pitanga. É utilizada como condimento no preparo de carnes, arroz, feijão, e quando maduros, em conservas. Uma das mais utilizadas na culinária brasileira.

Pimenta-de-cheiro

Capsicum chinense. Pimenta típica da culinária baiana e nordestina. Apresenta-se sob a forma de bagas alongadas, arredondadas, triangulares, campanuladas e retangulares. Os frutos, quando maduros, variam de cor desde o amarelo-opaco ou forte, para o alaranjado, rosa, vermelho, e até preto. O aroma é sempre forte, podendo variar de pungência doce, picante baixo e até picante alto. É utilizada em saladas, como condimento para carnes, principalmente peixes. Há também a pimenta-de-cheiro chamada "doce", ou seja, que não arde, utilizada para produzir o aroma de pimenta nos pratos, porém sem o efeito da ardência.

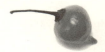

Pimenta-de-bico

Ou pimenta biquinho. É da espécie *Capsicum chinense*, que não arde e é muito apreciada por quem gosta de pimenta, mas não de seu ardido.

Há também a pimenta *Szechuan*, produzida por uma planta da família *Rutaceae*, espécie *Zanthoxylum piperitum*, raramente usada no Brasil, mas muito conhecida nos círculos gastronômicos europeus.

Outras pimentas de uso regional no Brasil

Pimenta cambuci

Ou chapéu-de-frade. *Capsicum baccatum var. pendulum*. Apresenta frutos verdes (não maduros) e vermelhos (maduros) na forma de pequenos sinos ou campânula. De pungência doce e aroma baixo, é utilizada em saladas e cozidos.

Pimenta-de-passarinho

Conhecida como cumari verdadeira. Variedade do gênero *Capsicum*, exclusiva do Brasil, com frutos verdes e vermelhos, bastante picante e de baixo aroma; usada em conservas.

Pimenta-de-macaco

Existe no cerrado e na Amazônia, em plantas diferentes. No cerrado, a árvore tem pequenas sementes negras de aroma acentuado; a amazônica vem de arbusto, também chamada de jaborandi-do-mato, pimenta-de-fruto-ganchoso, aperta-ruão, erva-de-jabuti ou matico-falso.

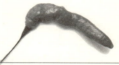

Pimenta murupi

Capsicum chinense. Apresenta-se na forma de frutos alongados, podem ser verdes (não maduros) e amarelo-pálido. Muito utilizada na região Norte brasileira, curtida da forma tradicional ou no tucupi. É uma das fortes e saborosas pimentas do país.

Pimenta-da-costa

Também conhecida como pimenta-dos-negros ou pimenta-da-guiné. O nome original é Kimba-Kumba. Introduzida na culinária baiana pelos nagôs. Extremamente ardida e aromática, utilizada apenas em algumas regiões do Norte e Nordeste brasileiro.

Pimenta muruci

Também conhecida como murici. Originária da Amazônia, é semelhante ao fruto de mesmo nome.

Pimenta mata-frade

Também da região amazônica. É um fruto violeta, redondo, pequeno, muito ardido.

Pimenta-de-morcego

Medra do Amazonas a Santa Catarina, Minas Gerais e Mato Grosso. É um arbusto cuja baga é adorada por morcegos, daí o seu nome.

Pimenta-de-"sino" (Bell)

Ou pimenta doce. Geralmente o nome se refere às pimentas não picantes ou pouco picantes, de aspecto maciço (pimentão), enquanto a pimenta chile são as variedades de pimentas ardentes ou quentes.

Há ainda diversas outras pimentas e plantas ardidas brasileiras similares, como: pimenta-do-mato, capeba-cheirosa, pimenta-dos-índios, pimenta-de-galinha, caraxixu, araxixu, erva-de-bicho, erva-moura, mariapreta, aguaraquiá.

O que é chili?

Chili é um tipo de pimenta muito conhecida na América do Norte. De cor avermelhada, caracteriza-se pelo gosto muito forte! Hoje em dia, a versão "chili" identifica um tipo de prato, que é uma combinação de carne e pimentas ardentes. Em algumas receitas, serão acrescentados também feijões.

O grau de ardor das pimentas pode ser medido

Para se medir o ardor das pimentas utiliza-se hoje a Escala de Scoville, criada para poder estimar com precisão o quanto uma pimenta pode ser ardida. O processo é científico. O valor se baseia na dissolução da pimenta e seu princípio ativo.

Assim, uma pimenta que leva nota 200.000 ou mais, indica que ela poderá ser diluída 200.000 vezes até que seu princípio ativo não seja mais percebido.

A Escala de Scoville foi criada em 1912, pelo químico Wilbur Scoville que desenvolveu um método para medir o "grau de calor" da pimenta. A escala é baseada num teste chamado de Teste Organoléptico de Scoville, e é um procedimento de diluição e prova. No teste original, Scoville misturou a pimenta pura com uma solução de água com açúcar. Então, um painel de provadores bebeu da solução. Quanto mais solução de água e açúcar é necessária para diluir uma pimenta, mais alto seu "grau de calor". Depois o método foi melhorado e foram criadas as unidades de Scoville. Assim, 1 xícara de pimenta que equivale a 1.000 xícaras de água, corresponde a 1 unidade na escala de Scoville. A capsaicina, (alcaloide das pimentas do gênero *Capsicum*) pura equivale a 15.000.000 de unidades Scoville. O poder da pimenta é medido nesta escala demonstrada na próxima página.

Escala de Scoville

Escala	Tipo de pimenta
0	Pimentão doce não picante
100 – 500	Pimentão picante
500 – 1.000	Pimenta anaheim
600 – 800	Molho Tabasco
1.000 – 1.500	Poblano
1.500 – 2.500	Rocotilo
2.500 – 8.000	Jalapenho
5.000 – 10.000	Pimenta de cera (USA)
7.000 – 8.000	Habanero Tabasco
10.000 – 23.000	Serrano
30.000 – 50.000	Pimenta-de-caiena
50.000 – 100.000	Malagueta e pimenta tailandesa
100.000 – 200.000	Pimenta-da-jamaica
100.000 - 350.000	Habanero do Chile
350.000 – 577.000	Habanero (Red savina)
876.000 – 970.000	Dorset Naga
855.000 – 1.041.427	Naga jolokia
2.000.000 – 5.300.000	Spray de pimenta padrão
9.100.000	Nordi-idrocapsaicina - alcaloide atenuado
15.000.000 – 16.000.000	Capsaicina - alcaloide isolado

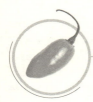

CAPÍTULO IV

CURIOSIDADES SOBRE AS PIMENTAS

- Depois do sal, a pimenta é o ingrediente culinário ou tempero mais usado no mundo.
- A pimenta é um dos poucos alimentos consumidos em todos os continentes, na maioria dos países. Calcula-se que ¼ da população mundial consuma pelo menos um alimento com pimenta todos os dias.
- Em muitos lugares do planeta a pimenta é associada ao diabo como "coisa do demônio". Talvez isso se deva ao seu caráter "quente", capaz de oferecer um tipo de prazer misturado com um leve toque de dor, irresistível. Na Itália, a pimenta era chamada de *diavoletto*, ou pequeno diabo.
- O dito popular "olhar de seca-pimenteira", refere-se ao olhar de pessoas invejosas que, só de olhar, estragam ou prejudicam algo. Talvez

a menção seja oriunda dos sacerdotes e nobres pré-colombianos que usavam a pimenta nos rituais de oferenda aos deuses, sendo que pessoas muito doentes ou de mau caráter, faziam com que a planta da pimenta secasse rapidamente quando a tocavam ou olhavam.

- A pimenta-do-reino (*Piper nigrum*) é uma planta originária da Índia, sendo a mais comum e importante das especiarias. Durante os séculos XV e XVI, motivou viagens entre a Europa e a Ásia para sua importação pelos europeus. Em Roma, chegou a ser empregada em certas ocasiões como dinheiro.
- O primeiro europeu a descobrir a pimenta americana foi Cristóvão Colombo em uma de suas viagens históricas para a América no século XV. Ele estava procurando uma fonte alternativa de pimenta-preta, que na ocasião era o condimento favorito na Europa. O que ele "descobriu" era um fruto vermelho pequeno, muito usado pelos nativos americanos há séculos – a pimenta vermelha. Colombo os chamou "pimiento", palavra espanhola para pimenta-preta.
- A pimenta-do-reino preta possui uma fragrância intensa, frutada, com tonalidades amadeiradas e cítricas. O paladar é picante e quente, com um retrogosto penetrante. Já a pimenta-branca

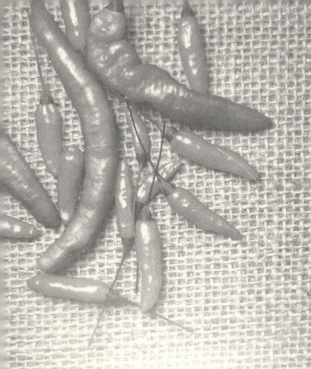

As pimentas não apenas ardem, mas são excelentes fontes de nutrientes antioxidantes, especialmente as vitaminas A e C.

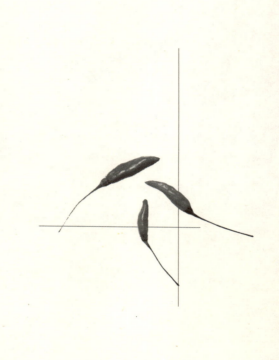

é menos aromática, podendo apresentar tonalidades de musgo. O paladar é tão picante quanto o da pimenta-preta. A pimenta não é doce, nem salgada, mas quando utilizada em quantidades moderadas, realça o sabor dos alimentos e potencializa outros temperos.

- Além da pimenta-do-reino, especiaria de origem asiática, as que mais se popularizaram na culinária universal foram as pimentas vermelhas, nome dado genericamente a vários tipos de pimenta do gênero *Capsicum*, o mesmo dos pimentões.
- A capsaicina, óleo volátil que dá ardor às pimentas, também é usado como analgésico.
- Entre os índios brasileiros, as parteiras podem usar pimenta em pó, mas as gestantes, nunca. Em compensação, para proteger crianças recém-nascidas eles consideram de bom-tom pendurar uns galhos de pimenta em cruz acima do berço.
- Uma tradição popular é colocar um vaso com uma pimenteira na entrada de uma residência, escritório, loja etc. Quando as coisas não vão bem.....
- A pimenta-rosa (*Schinus terebinthifolius*) é confundida com a pimenta-do-reino, inclusive no tamanho. Como mencionado anteriormente, ela não pertence à família das pimentas, pois

é a fruta da aroeira (*Schinus molle*) que possui aroma de pimenta, mas apresenta sabor levemente adocicado e ardência fraca, quase imperceptível. **Há outra variedade de aroeira, conhecida como aroeira-de-capoeira ou aroeira-vermelha (*Schinus terebinthifollus*) que também produz a pimenta-rosa, mas deve-se tomar cuidado, pois algumas variedades, como a aroeira-brava, podem causar alergias do tipo urticária.** A aroeira é nativa da América do Sul e seus frutos são comuns na cozinha francesa, daí ser conhecida como *poivre rose* (pimenta-rosa, em francês). Este tempero só há pouco tempo passou a fazer parte da culinária brasileira, que até então exportava a pimenta-rosa para a Europa (e depois a importava a preços elevados). Frequentemente a *poivre rose*, pela sua beleza e delicadeza, não é usada como condimento, mas como decoração de pratos. Mesmo assim ela confere um sabor especial na preparação, pois quando as sementes são mastigadas percebe-se uma ardência suave. Quando fresca e bem conservada, a pimenta-rosa mostra uma película fina, de cor avermelhada ou rosada, de textura quebradiça que envolve uma semente escura de sabor levemente adocicado e pouca ardência. Deve-se evitar as pimentas em que as películas estejam soltas, com a cor rosa desbotada e cheiro de mofo. Recomenda-se armazená-la em frascos bem fechados e secos. A pimenta-rosa combina tanto em preparações salgadas como doces. É usada, de maneira especial, em molhos para carnes, aves e peixes, bem como para sorvetes de frutas, musses, crepes e em saladas doces e salgadas, que ganham assim mais cor e sabor se a pimenta-rosa for adicionada no momento de servir. Uma sugestão é servir queijo-de-minas fresco ou queijo de cabra fresco temperado com azeite de oliva, ervas frescas e pimenta-rosa.

- A pimenta não faz mal se utilizada em quantidades sensatas. Ao contrário do que se propaga, em vez de irritar o estômago, a pimenta protege a mucosa estomacal, além de ser rica em propriedades antioxidantes e anti-inflamatórias. No entanto, pessoas com problemas gastrintestinais devem consultar um médico experiente no assunto antes de consumir pimenta.

- A pimenta mais ardida do mundo á a Naga Jolokia, também conhecida como "pimenta do diabo". No ano 2000, os cientistas no laboratório de defesa da Índia reportaram a Naga Jolokia como sendo a mais potente conhecida, atingindo um *score* de 855.000 unidades na Escala de Scoville.

- Algum tempo depois, um dos exportadores da Naga Jolokia conseguiu um novo laudo em que alguns exemplares da Naga chegaram ao bizarro valor de 1.041.427 unidades na mesma escala, o que mostrou que a Naga Jolokia é acima de duas vezes mais quente que a antiga recordista, a Red Savina, que depois perdeu a posição para uma outra pimenta chamada Dorset Naga. Em fevereiro de 2007, o Guinness Book certificou a Naga Jolokia como a mais ardida conhecida.
- A Dorset Naga, a segunda mais ardida do mundo, é tão forte que equivale a 5 malaguetas! Criada e cultivada no sul da Inglaterra, através de cruzamentos genéticos, a Dorset Naga desbancou a pimenta americana Red Savina e a Habanero. Criada em Dorset, Inglaterra, pelo casal de fazendeiros Joy e Michael Michaud, é uma variedade da pimenta Naga Morish, de Bangladesh, combinada com outras europeias.
- O famoso spray de pimenta, utilizado principalmente pela polícia inglesa, é produzido com a pimenta Dorset Naga.
- O Brasil já foi o primeiro produtor e consumidor mundial de pimentas, até o início dos anos 1990. Mas hoje, perdemos diversas posições no ranking e ficamos atrás do México – atualmente o maior mercado produtor e consumidor de

pimentas do mundo –, da Índia, da Tailândia e de alguns países africanos.

- As variedades de pimenta mais cultivadas no Brasil são:

  a) pimenta malagueta – fruto de 2 cm de comprimento e em média 0,5 cm de largura e coloração vermelha forte.
  b) pimenta-cumari – fruto esférico e vermelho-escuro.
  c) pimenta-de-cheiro – fruto esférico e de cor amarela.
  d) pimenta-chifre-de-veado – cor vermelha ou amarela e frutos com 5 a 7 cm de comprimento e 1,5 cm de largura, apresentam curvas na extremidade.

- As pimentas vermelhas respondem pelo terceiro lugar em produção e consumo de hortaliças para tempero no Brasil.
- A "Capital Nacional da Pimenta" no Brasil é o município de Turuçu, RS, que começou a cultivá-la no final do século XIX.
- A pimenta traz consigo alguns mitos, como por exemplo, o de que provoca gastrite, úlcera, pressão alta e até hemorroidas. Nada disso é verdade. Por incrível que pareça, as pesquisas científicas mostram justamente o oposto! Muitos dos benefícios da pimenta estão sendo

investigados pela comunidade científica e farmacêutica, originando alguns dos projetos de pesquisa mais picantes deste início de terceiro milênio.

- As principais responsáveis pela ardência da pimenta são as sementes e a placenta, no interior do fruto. Retiradas essas partes, a pimenta deixa de ser pimenta, apresentando um sabor doce e leve....
- Ao contrário da crença popular, não há evidência de que a pimenta possa causar úlceras ou produzir outros distúrbios digestivos. Seu consumo exagerado pode, entretanto, causar irritação no reto de pessoas com hemorroidas.
- A água não atenua o efeito picante da pimenta, mas o acentua. Melhor é usar o leite, a caseína, uma substância presente no leite e derivados que retira a capsaicina dos receptores nervosos localizados na boca. Por isso, alguns pratos da culinária indiana são acompanhados de molho de iogurte.
- Porque países quentes como a Índia, a Tailândia, o México e o Brasil, e outros usam tanta pimenta na sua alimentação, já que seus povos vivem sob temperaturas elevadas? Seria mais lógico que habitantes de países frios e gelados o fizessem, mas ocorre o oposto. Não existe explicação científica. Talvez seja uma questão cultural, já que a pimenta teve origem onde

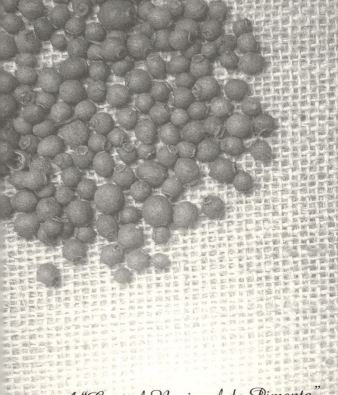

A "Capital Nacional da Pimenta" no Brasil é o município de Turuçu, RS, que começou a cultivá-la no final do século XIX.

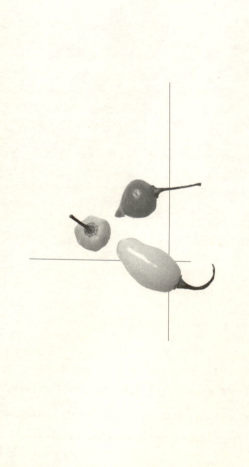

hoje é o México e se espalhou com as navegações, mas a explicação não serve para os países orientais.

- Existe a ideia de que a pessoa que conseguir comer a pimenta mais quente seria consequentemente mais forte, mais resistente e mais viril. Isso não é real. O fato é que estas pessoas não são melhores que as outras, apenas têm pouca sensibilidade à pimenta. Cerca de 50% da população possui um número menor de botões gustativos por cm^3 em suas línguas; o restante da população é dividida entre os supersensíveis, que possuem muito mais botões gustativos e os não sensíveis, que têm pouco ou praticamente nenhum botão gustativo na língua. Algumas vezes, sensíveis normais comem alimentos que são picantes demais e sua língua pode sofrer queimaduras de contato. Isso certamente danifica os botões gustativos, mas eles são logo recolocados em cerca de 2 semanas.

- A pimenta-do-reino é uma frutinha pequena, menor que uma ervilha, que no início é verde, depois fica vermelha e finalmente preta. A árvore que lhe dá origem recebe o nome científico de *Piper nigrum*. A colheita se dá apenas enquanto as frutas estão vermelhas; em seguida elas amadurecem, secam e se transformam nos grãos de pimenta-do-reino preta. A pimenta-do-reino branca é obtida

Foram identificados e isolados cinco componentes naturais da família das pimentas e um sintético, o qual é usado como medida de referência para determinar a pungência relativa das outras. As concentrações dos princípios ativos nas pimentas são: Capsaicina (C) 69%; Dihidrocapsaicina (DHC) 22%; Nordihidrocapsaicina (NDHC) 7%; Homocapsaicina (HC) 1% e Homodihidrocapsaicina (HDHC) 1%, naturais e a Vanilamida de ácido n-nonanoico (VNA) sintético. A capsaicina é o mais poderoso destes componentes e os químicos, quando utilizam o pó cristalino, precisam manipulá-lo com extremo cuidado, numa sala especial e com proteção total do corpo. Sua inalação não é tóxica, mas é terrivelmente irritante e perturbadora das vias aéreas, digestivas e da pele.

A capsaicina pura é um composto hidrofóbico, incolor, inodoro, de cristalino a graxo. Quimicamente, a capsaicina é a 8-metil-N-vanilil 1-6-nonamida, um agente irritante para os mamíferos, incluindo os humanos, e produz forte sensação de queimação em qualquer tecido que entre em contato.

Além dos princípios ativos capsaicina e piperina, as pimentas são muito ricas em vitamina A, E e C, ácido fólico, zinco e armazenam potássio, além de serem livres de colesterol. Têm, por isso, fortes propriedades antioxidantes e protetores do DNA celular. As pimentas também contêm bioflavonoides, pigmentos vegetais carotenoides (como o licopeno das pimentas vermelhas) que previnem contra o câncer. Existem mais de 600 diferentes carotenoides, dos quais 50 são utilizados pelo corpo humano; dentre eles destacam-se o alfa-caroteno, o beta-caroteno, a luteína, o licopeno, a zeaxantina e a criptoxantina. Dentre os carotenoides mais abundantes nos tecidos humanos encontram-se o beta--caroteno e o licopeno. Estes compostos oferecem poderosa ação protetora contra os diversos danos provocados pelos radicais livres, prevenindo, portanto, algumas doenças degenerativas. As pimentas vermelhas e amarelas são uma das fontes vegetais mais ricas em betacaroteno.

Vitaminas antioxidantes e protetoras: uma das maiores fontes de vitamina C da natureza

Apenas 30g de pimenta contêm 70mg de vitamina C, mais que 100% das necessidades diárias (RDA), bem como cerca de 70% da RDA para a vitamina A, sob a forma de betacaroteno.

A pimenta tem também seis vezes mais vitamina C do que a laranja; 28 gramas de pimenta fornecem a quantidade diária de vitamina C de que o ser humano adulto necessita. Quimicamente, a vitamina C natural é o ácido l-ascórbico. Ele está amplamente distribuído nos reinos animal e vegetal. O ácido ascórbico está presente em todas as células vegetais vivas, sendo que as maiores quantidades se encontram em folhas e flores, ou seja, naquelas porções com grande atividade de crescimento. Os tecidos animais contêm quantidades bastante reduzidas. O ácido ascórbico é necessário à atividade funcional de fibroblastos e de osteoblastos e consequentemente à formação de fibras colágenas e de mucopolissacarídeos do tecido conjuntivo, do tecido osteoide, da dentina e do "cimento" intercelular dos capilares. A deficiência aguda de vitamina C denomina-se escorbuto e aplica-se aos aspectos característicos resultantes da incapacidade de determinadas células especializadas como os fibroblasto, os osteoblastos e os odontoblastos de promoverem o depósito normal do colágeno, do tecido osteoide e da dentina, respectivamente. Este quadro é revertido com a administração oral de vitamina C ou ácido ascórbico.

Uma fantástica fonte de betacaroteno

O betacaroteno é uma molécula precursora da vitamina A, presente também em vários alimentos como a manteiga, a gema de ovo, o mamão, a abóbora, a cenoura e naqueles de coloração amarela, cor-de-abóbora ou pigmentada. Uma molécula de betacaroteno pode fornecer duas moléculas de vitamina A ativa. A pimenta vermelha contém cerca de 200 miligramas de betacaroteno em cada 100 gramas. O betacaroteno é um poderoso antioxidante, substância capaz de reduzir os radicais livres. Estes são resultantes da ação do oxigênio molecular sobre os tecidos e a sua presença excessiva favorece o envelhecimento precoce, as alterações imunológicas, diversas perturbações funcionais, estando ligados também ao câncer, reumatismo, doenças autoimunes e às degenerações orgânicas. Os radicais livres formam-se devido à oxidação excessiva e estão presentes em quantidades variáveis em todo o organismo. O betacaroteno é um redutor do oxigênio molecular e, por isso, um forte antioxidante, além de agir em outros sistemas de formação de radicais livres. A ação antioxidante do betacaroteno completa a mesma função de substâncias protetoras como a catalase, a glutation peroxidase, a vitamina C e a vitamina E, todas capazes de combater e de evitar o câncer.

Em 1986, os doutores Joel Schwartz, Gerald Shklar e Diana Suda, da Escola de Medicina Odontológica de Harvard, apresentaram no encontro anual da Academia Americana de Patologia Oral, uma experiência na qual tumores de mandíbula de *hamsters*, induzidas com o agente cancerígeno 7,12-*dimetil--benzantracene* (presente no tabaco), mostraram boa resposta terapêutica à administração de altas doses de betacaroteno. Curiosamente, o grupo da Harvard demonstrou que extratos de algas ricos em betacaroteno (como a pimenta e a alga clorela) produziram resultados superiores aos do betacaroteno isolado. Possivelmente, isso se deve à presença de outros fatores antitumorais presentes nas algas e nas pimentas, além do betacaroteno, não considerados pelos pesquisadores.

Um congresso sobre betacaroteno ocorreu na Flórida em 1987, onde diversos pesquisadores apontaram os efeitos anticancerígenos do pigmento. A Dra. Marilyn S.Menkes, da Johns Hopkins University, de Baltimore, mostrou que grupos humanos com dietas ricas em betacaroteno apresentavam incidência bem menor de câncer pulmonar. Ela apresentou experiências que apontavam o maior risco de vários tipos de câncer em grupos que apresentavam baixas taxas sanguíneas de betacaroteno. O Dr.Peter Greenwald, do Instituto Nacional do Câncer, de Washington, apresentou 14 estudos científicos que apontavam a capacidade protetora antitumoral do betacaroteno. O Dr. Frank Meysken Jr., do Centro de Câncer do Arizona, mostrou que dados e estudos epidemiológicos provam que o câncer está ligado a problemas dietéti-

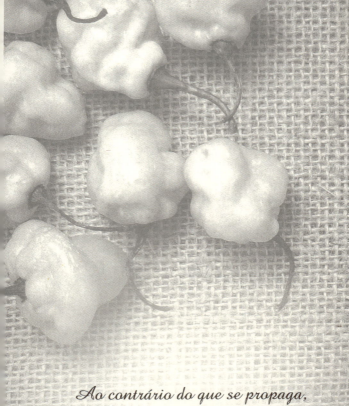

*Ao contrário do que se propaga,
em vez de irritar o estômago, a pimenta
protege a mucosa estomacal, além de ser rica
em propriedades antioxidantes
e anti-inflamatórias.*

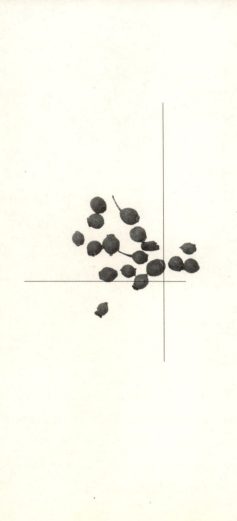

cos e pode ser evitado com suportes de nutrientes fundamentais como o betacaroteno, por exemplo. O Dr. Andrija Kornhouser, da FDA (Food and Drug Administration), de Washington D.C., demonstrou a propriedade protetora do betacaroteno contra a radiação ultravioleta capaz de provocar o câncer de pele. Os congressistas resumiram os efeitos do betacaroteno no seguinte:

- Existe uma relação inversa entre o consumo de betacaroteno e diversos tipos de câncer.
- O betacaroteno tem ação protetora contra o câncer no tecido animal.
- É um forte antioxidante.
- Pode ser encontrado em diversas fontes do reino vegetal e em preparados farmacêuticos.
- Possui baixíssima toxidez, mesmo em doses elevadas.

Licopeno – o pigmento especial das pimentas vermelhas

O licopeno é um pigmento pertencente à família dos carotenoides. Ele está presente em frutas e vegetais, aos quais concede a cor vermelha, principalmente no tomate, nas pimentas e nos crustáceos (camarões, lagostas, siris etc.). Estima-se que o licopeno corresponda a 50% de todos os carotenoides encontrados nos tecidos, concentrando-se especialmente nos testículos, glândula adrenal e próstata. O licopeno também é considerado melhor antioxidante que o betacaroteno, por ser duas vezes mais eficiente na captura de espécies reativas de oxigênio, em especial a molécula de oxigênio singlet.

Existem evidências do potencial do licopeno na redução dos danos provocados pela radiação ultravioleta. A suplementação alimentar através da dieta ou através de cápsulas, propicia aumento dos níveis de licopeno na pele, o qual neutraliza a oxidação celular promovida pela radiação UV e em consequência protege a pele do fotoenvelhecimento e da carcinogênese.

Estudos realizados na Universidade de Harvard mostram que homens que consomem grandes quantidades de alimentos ricos nesse pigmento, como pimentas vermelhas e tomates ou produtos à base de tomate e rico em licopeno, tinham menos 50% de risco de desenvolver câncer de próstata, em relação aos que não faziam uso rotineiro desses alimentos.

O mais famoso estudo sobre o licopeno foi publicado no *Journal of the National Cancer Institute*, editado em dezembro de 1996. Em 1986, pesquisadores acompanharam 48 mil profissionais da saúde, observando seus hábitos alimentares no período de um ano e, acompanhando estes indivíduos até 1992 com o fim de observar aqueles que haviam desenvolvido ou não câncer na próstata. Concluiu-se que: o hábito de ingerir alimentos como tomate, molho de tomate está fortemente associado a um menor risco de câncer na próstata.

Um dos mecanismos que explica o efeito é que o licopeno reduz a oxidação do colesterol. Produtos de oxidação do colesterol resultante do estresse oxidativo encontrados no tecido prostático canceroso fazem supor que o colesterol oxidado tem efeito carcinogênico direto.

Esta mesma capacidade pode estar relacionada à proteção ao aparelho cardiovascular, uma vez que o LDL oxidado é um dos componentes implicados na gênese da arteriosclerose. Estudos aleatórios também fazem supor que dietas ricas em licopeno podem promover proteção contra cânceres do trato gastrintestinal, principalmente esôfago, estômago, cólon e reto. Os níveis séricos de licopeno declinam um pouco em indivíduos que consomem álcool ou cigarro, porém, infelizmente declinam com o envelhecimento, mesmo mantendo-se a ingestão de fontes ricas neste carotenoide, necessitando-se, portanto de suplementação para a manutenção do seu efeito protetor.

Principais indicações para suplementação com licopeno:

- Efeito preventivo contra a displasia prostática.
- Reduz de 15% a 30% o risco de câncer na próstata.
- Previne envelhecimento celular.
- Como antioxidante de rotina para indivíduos fumantes, que consomem álcool ou dietas ricas em gorduras.
- Protege contra radiação UV.
- Em conjunto com outros carotenoides previne a degeneração molecular senil.
- Em mulheres, previne contra displasia cervical do colo uterino.

Composição nutricional aproximada da pimenta malagueta (gênero Capsicum) e a pimenta-do-reino (gênero Piper):

Alimentos (100g)	Calorias	Glicídios	Proteínas	Lipídios
Pimenta malagueta	38	6,5	1,3	0,7
Pimenta-do-reino	24	5	1	0,03

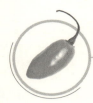

CAPÍTULO VI

O QUE A CIÊNCIA SABE SOBRE A PIMENTA

Pesquisas dos últimos dez anos têm demonstrado que a capsaicina, princípio ativo das pimentas do gênero *Capsicum*, apresenta propriedades medicinais comprovadas: atua como cicatrizante de feridas, é um poderoso antioxidante, age na dissolução de coágulos sanguíneos, previne a arteriosclerose, controla o colesterol, evita hemorragias, aumenta a resistência física.

Pesquisas mais recentes apontam que o uso regular de pimenta influencia a liberação de endorfinas, mediadores químicos cerebrais responsáveis pela sensação de bem-estar e pela variação do humor.

Experiências vêm comprovando que, tanto a capsaicina quanto a piperina (do gênero *Piper*), que causam a sensação de ardor, possuem três efeitos farmacológicos importantes: anti-inflamatório, antioxidante e capacidade de liberar endorfina.

Uma vez no organismo, elas ativam receptores sensíveis na língua, que comunicam estímulos ao cérebro. Diante da sensação de que a boca está "pegando fogo", o cérebro procura "apagá-lo", liberando a endorfina, que causa uma sensação de bem-estar e faz da pimenta um alimento aconselhável para quem tem enxaqueca ou dores de cabeça crônicas.

Uma pesquisa recente indica que a capsaicina pode atuar como anticoagulante, prevenindo a formação de coágulos que podem causar ataques cardíacos ou derrames cerebrais.

O rubor, a salivação e a transpiração, provocados pela vasodilatação causada pela pimenta são, na verdade, uma defesa do organismo e nenhum dano físico pode ocorrer.

Por ser antioxidante, rica em flavonoides e vitamina C, a pimenta pode ainda reduzir o risco de doenças crônicas como câncer de próstata, catarata, diabetes e mal de Alzheimer, também pelo seu efeito desintoxicante do sangue.

Como alimento, ela impede a coagulação do sangue, e pode ser também uma forma importante de evitar doenças como trombose.

Cientistas apontam que o consumo regular de pimenta provou ser útil em muitas condições alteradas, como no diabetes, câncer e artrites. As pesquisas mostram que não somente seu consumo regular ajuda a melhorar o controle de níveis do insulina, mas pode também ajudar a combater o processo inflamatório responsável pela artrite. Investigadores da Universidade da Tasmânia (Austrália) em 2002 relataram uma experimentação mostrando que o consumo regular de um pimentão picante (parente próximo das pimentas) numa refeição, ajudou a controlar o equilíbrio da insulina em 60% do grupo estudado, numa pesquisa randomizada cruzada. Foram realizadas amostras de sangue para a verificação dos níveis da glicose, da insulina e do peptídeo C do soro. Os resultados apontaram uma redução dos níveis de glicose, estabilidade da insulina e uma menor secreção de peptídeo C (cuja elevação altera os níveis de glicose e de insulina).

Pesquisas sobre a atuação da pimenta contra o câncer de próstata

Atualmente diversos grupos de cientistas estudam o efeito da capsaicina no combate ao câncer de próstata. O Dr. Akio Mori, da Universidade da Califórnia, Los Angeles, apresentou uma interessante pesquisa no *American Journal of Cancer Research*, apontando a capacidade da capsaicina em inibir o crescimento de células de tumor maligno na próstata *in vitro* e também *in vivo*, comprovando o poder da substância em provocar a apoptose (morte programada da célula). Foi descoberto que a proteína N-F-kappaB, presente em tumores hormônio-dependentes em casos de câncer de próstata foi inibida pela capsaicina. O composto mostrou também um efeito regulador do androgênio e redutor do PSA – antígeno prostático específico – presente em taxas elevadas em casos de câncer de próstata. Para testar a eficácia da capsaicina em seres vivos, a substância foi introduzida no estômago de ratos com tumores induzidos de próstata. As doses foram de 400 miligramas de capsaicina, três vezes por semana, equivalentes para um homem de 91 kg. Após quatro semanas, o tamanho dos tumores diminuiu significativamente no grupo observado, comparado ao grupo de controle. Verificou-se também que a capsaicina inibe o crescimento dos tumores dos ratos sem causar toxicidade. Ver maiores detalhes no capítulo seguinte.

A pesquisa teve os resultados parecidos com aqueles achados por um grupo de investigadores de Pittsburg, que alimentou seres humanos portadores de tumores pancreáticos malignos com doses de capsaicina, durante cinco dias por semana. Houve redução de 50% dos tumores, sem afetação das células pancreáticas saudáveis ou efeitos colaterais.

Há observadores, contudo, que afirmam ser o excesso de consumo de pimenta capaz de provocar câncer de estômago, com base apenas na verificação de maior incidência da doença em populações que fazem uso intenso de pimentas, como na Índia e no México, porém essa afirmação carece de base científica, já que existe também incidência de câncer de estômago em populações que tradicionalmente não consomem pimenta, como foi o caso dos japoneses no período pós-Segunda Guerra Mundial. Ao contrário, dietas para o tratamento natural do câncer de estômago, baseadas em cereais integrais, frutas e legumes, incluem pimentas como ingredientes.

Recentemente, cientistas de Taiwan observaram a morte de células cancerosas do esôfago. Já em Toronto, no Canadá, a pimenta melhorou o funcionamento do pâncreas em cobaias com diabete tipo 2.

Pesquisa brasileira sobre a atuação da pimenta na cura da esquistossomose

A esquistossomose é uma doença infecciosa provocada pelo parasita *Schistossoma mansoni*. Os sintomas da fase crônica são as hepatopatias/enteropatias com hepatomegalia, ascite, diarreia e patologias urinárias como disúria/hematúria, nefropatias, cancro da bexiga. É uma doença que ocorre quase no mundo inteiro. Há 200 milhões de casos em todo o mundo, sendo uma doença endêmica em várias regiões tropicais e subtropicais do globo terrestre, com estimativas de mais de 200 mil mortes por ano. No Brasil há entre 6 a 10 milhões de pessoas infectadas.

Pesquisadores da Universidade de Franca (Unifran) e da Universidade de São Paulo (USP) descobriram uma substância extraída da pimenta asiática que conseguiu eliminar a doença em animais infectados. A equipe comandada pelo farmacêutico Márcio Luís Andrade e Silva, da Unifran, desenvolveu um medicamento para a doença de Chagas obtido a partir da cubebina, substância que estudam há quase 10 anos, tendo agora aplicado o mesmo tratamento contra a esquistossomose. A substância é semissintética, já que ao produto natural foram adicionados alguns compostos. O cientista informa que o novo produto tem baixa toxicidade, oferecendo maior segurança no uso terapêutico. A cubebina usada atualmente foi extraída da *Piper cubeba*, um tipo de pimenta asiática, parecida com a pimenta-do-reino, encontrada na Índia.

A ciência quebra alguns tabus sobre o consumo de pimenta

Hemorroidas são dilatações de varizes na região do ânus, causada por sedentarismo, ingestão de

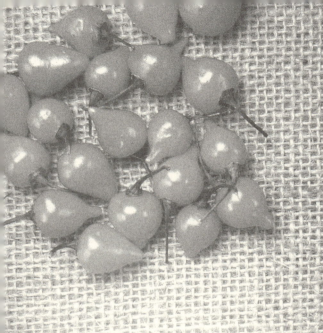

Explorações arqueológicas em Tehuacán, México, revelaram que os registros mais antigos do consumo de pimentas datam de aproximadamente 9 mil anos.

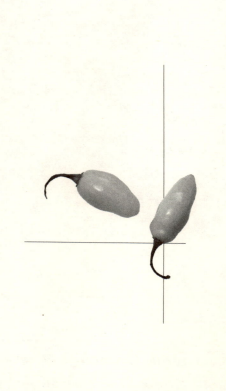

gorduras e problemas cardiovasculares. A pimenta não pode causar hemorroidas, apenas agravá-la, se for consumida em excesso.

O consumo moderado de pimenta não é contraindicado para quem sofre de pressão alta. Ela é vasodilatadora arterial e até ajuda a combater o problema.

A pimenta tem o poder de irritar mucosas e, por isso, poderia atacar o estômago e as hemorroidas, porém, a capsaicina apresenta um poder de cicatrização, o que poderia proteger o organismo contra esses problemas. O segredo está na quantidade, portanto deve-se evitar excessos em ambos os casos.

Por que ardem?

A sensação de calor provocada pelas pimentas deve-se à irritação de células trigeminais, localizadas na boca, nariz e estômago, as quais são basicamente receptores para a dor. Estes neurônios sensitivos lançam a substância P, um neurotransmissor químico que comunica ao cérebro sobre a dor ou inflamação na pele. O consumo repetido de pimenta confunde receptores da substância P e, por esta razão, algumas pessoas toleram comer cada vez mais pimentas, tendo a sensação de menos calor. Quando aplicada topicamente sobre a pele, a capsaicina ativa uma explosão da substância P das fibras C, sendo este o início da sensação de queimação.

O que alivia o ardor das pimentas na boca?

É muito comum que, ao contato com uma pimenta muito forte, se busque ingerir água para reduzir o efeito, mas ela só faz intensificar o ardor. Ocorre que a capsaicina dilui-se mais em álcool, gorduras e óleos, mas não em água. Então o que fazer? Vários recursos têm sido estudados como um antídoto para a boca no caso de queimação pelas pimentas, incluindo água, leite, açúcar, pão, frutas cítricas, cerveja entre outros. Observou-se que estas substâncias tanto podem lavar ou diluir a capsaicina assim como o pão, pode absorvê-la. O problema, no entanto, é que a capsaicina liga-se a receptores nervosos na boca e não é facilmente deslocada ou diluída.

John Riley em 1989, editor da revista *Solanacea*, testou várias substâncias reportadas como removedoras da queimação pela capsaicina das pimentas. Nos testes, um pequeno pedaço de pimenta serrano foi mastigado por um minuto, e então uma das substâncias foi aplicada. O período de tempo até a sensação de queimação aliviar foi medido.

A experiência mostrou que o leite produz melhores resultados. Isso se deve ao fato de que a caseína do leite produz efeito refrescante. A caseína é uma fosfoproteína que age como um detergente e retira a capsaicina dos pontos de ligação dos receptores nervosos da boca, contidos nas papilas gustativas. A caseína do leite está sob a forma de caseinato de cálcio, o qual constitui cerca de 3% do leite. Outros produtos que possuem caseína são o chocolate ao leite, algumas nozes e feijões.

Bebidas alcoólicas, como o vinho e a cerveja também atenuam o ardor da pimenta na boca, mas têm menor efeito do que o leite.

Anticancerígena e estimulante dos mecanismos de defesa

O sistema imunológico é a função orgânica mais importante contra agentes externos, proteínas estranhas e doenças variadas. Quando este sistema enfraquece, o organismo torna-se exposto a muitos problemas, desde simples resfriados até o câncer. Pesquisas alemãs e japonesas do pós-guerra demonstraram a capacidade da pimenta de estimular o sistema imunológico. Em 1986, durante um congresso sobre imunologia na França, demonstrou-se a relação entre atividades antitumorais e estimulação do sistema imunológico. Os pesquisadores concluíram que as pimentas possuem a propriedade de estimular a atividade dos macrófagos e dos linfócitos denominados *Killer cells*, relacionados com a destruição de células anormais.

Outras experiências mostraram que ratos com imunidade reduzida artificialmente retornaram quase ao normal, tendo recuperado a sua capacidade de produzir anticorpos após a administração de extratos de pimenta. Nesta experiência foi interessante observar que todos os ratos não tratados com betacaroteno e clorofila morreram muito antes do que os tratados*.

Com a difusão da AIDS, a pimenta tem sido aplicada em diversas partes do mundo no combate a essa doença, com resultados promissores.

---

* HIZADA. Medical Library. N. 998/87. Japan: Kanazawa Medical University, 1987.

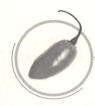

CAPÍTULO VII

APLICAÇÕES MEDICINAIS DA PIMENTA POR INGESTÃO

Minha experiência profissional e pessoal com o uso da pimenta

Como médico que valoriza o poder curativo dos recursos naturais, sempre prescrevi a pimenta como um grande auxiliar em diversos tipos de tratamento. Ao longo de quase 30 anos de profissão, tenho observado os efeitos benéficos da pimenta, principalmente nos distúrbios circulatórios, digestivos e para aumentar a imunidade, assim como um anti-inflamatório potente nos reumatismos e dores articulares. Notei que a pimenta é um redutor das mucosidades orgânicas provocadas pelo consumo excessivo ou regular de laticínios, farinhas brancas, gorduras e açúcar branco. Na Índia, entre grupos que consomem grande quantidade de laticínios, não é comum verificar a presença de problemas como alergias (lactose e lactoglobulina) e reumatismo, como vemos no Ocidente, onde se faz uso diário e exagerado de derivados do leite. Quem estuda a medicina e a alimentação aiurvédica e indiana sabe que é o uso regular da pimenta (comum na Índia) o fator de proteção principal que explica a ausência relativa dos efeitos deletérios dos laticínios industrializados.

Tenho uma experiência pessoal marcante com a pimenta, que passo a relatar:

> *Embora goste de pimenta, há alguns anos encontrava-me numa fase em que não estava fazendo uso regular desse alimento. Eram dias muito agitados, com uma agenda muito complicada, com viagens, afazeres e uma alimentação irregular. Peguei um avião em Salvador, Bahia (onde a temperatura ambiente era cerca de 30 °C) com destino a Curitiba, para ministrar um curso de Medicina Natural de três dias. Ao chegar, deparei-me abruptamente com uma temperatura de 6 °C, com tempo fechado e chuvoso. Sem agasalho apropriado, recebi a friagem de cheio no peito, logo comecei a espirrar e a lacrimejar. Normalmente sou resistente a mudanças bruscas de temperatura, mas estava numa fase de muito desgaste e, portanto, imunologicamente enfraquecido. Fui para o hotel, onde poucas horas depois comecei a sentir calafrios e tontura. Era*

tarde da noite e não havia o que fazer, pois as farmácias estavam fechadas. Dormi muito mal e acordei com olhos bem vermelhos, corpo todo dolorido, uma forte prostração e desmotivação, espirrando muito, tossindo com alguma secreção, febre, dor de garganta, rouquidão, coriza intensa e forte dor de cabeça, ou seja: sinais e sintomas de uma clássica gripe forte. Meu desespero foi enorme, pois o curso começaria na noite do mesmo dia, para um público grande e seleto, e eu mal conseguia chegar ao banheiro para tomar um banho! Não havia como cancelar o evento, pois as inscrições foram pagas com antecipação, e os alunos vinham de várias partes do Estado. Telefonei para a promotora do evento e relatei a situação, e ela também se desesperou. Naquela época não era muito fácil achar própolis, que seria um bom recurso. Também não havia farmácia homeopática aberta nesse dia. Não era minha intenção tomar alopatia, mas cheguei a pensar nisso para salvar a situação. Lembrei-me então do recurso máximo para esses momentos: Pimenta! Pedi à promotora que me trouxesse uma boa quantidade de pimenta-caiena, mas ela não encontrou. A solução foi adquirir pimenta "calabresa" seca. Iniciei tomando uma colher (sopa) dessa pimenta por volta das 9 horas da manhã, engolindo diretamente, sem mastigar, com um pouco de suco de laranja para "descer". Mesmo não mastigando o ardor na garganta irritada era forte. Nesse momento eu estava bem rouco e com a voz quase sumida (para maior desespero ainda, pois iria precisar da minha voz). Continuei com o mesmo procedimento a cada hora, sem comer quase nada, apenas algumas frutas e água quente, permanecendo na cama, envolto em cobertores, em repouso. Meia hora depois da primeira dose de pimenta, comecei a suar intensamente sob os cobertores. A cada hora tomava a minha dose de "remédio" e comia uma fruta. Por volta das 16 horas peguei no sono e dormi até por volta das 19 horas, perdendo as doses de pimenta desse período. Meu compromisso era às 21 horas, com uma palestra gratuita de 1 hora, antes do curso, que se iniciaria no dia seguinte às 8h30. Como por milagre, acordei mais forte, sem dor, sem coriza (o nariz parecia ter secado por dentro), com uma tosse leve, sem lacrimejamento e melhor disposto. A surpresa foi que ao ligar para a promotora, minha voz estava 70% melhor e grave. Ingeri outra dose de pimenta, fiz um gargarejo com ela e um pouco de limão, tomei um banho longo, alternado com temperatura quente e fria. Pouco depois tomei uma sopa que pedi no apartamento. Fiz alguns exercícios respiratórios *e relaxei. Quando a promotora chegou para me levar ao local do evento, ela não acreditou na transformação, pois havia visto o meu estado deplorável na parte da manhã. Mesmo um tanto combalido, fui ao evento e fiz a palestra, sem me sentir mal e com voz aceitável. Depois voltei para o hotel e continuei a tomar mais pimenta. Dormi e acordei quase completamente bom e ministrei o curso em excelente estado de ânimo. Todos os sintomas haviam desaparecido por completo. Foi o melhor exemplo de "abortamento" de uma virose que já vi. Graças à pimenta!*

Malagueta – a pequena notável

A pimenta malagueta (*Capsicum annuum*) tem propriedades abrasivas, estimulantes, carminativas e hemostáticas. Muito útil nas hemorragias do estômago (em forma de chá). As suas propriedades terapêuticas são:

- Descongestionante nasal
- Prevenção de coágulos sanguíneos
- Prevenção de ataques cardíacos
- Prevenção de derrame cerebral
- Tratamento de doenças circulatórias
- Analgésico (uma aspirina natural)
- Dissolução de muco dos pulmões

- Redução do colesterol elevado
- Expectorante
- Indutor da termogênese (efeito de transformar parte das calorias dos alimentos em calor).
- Antioxidante
- Antisséptico
- Bactericida

Pimenta caiena – uma das mais utilizadas como alimento para a cura e a manutenção da saúde

Já foi dito anteriormente que esta pimenta não é um tipo, mas uma variedade de malaguetas vermelhas secas, como dedo-de-moça ou chifre--de-veado, que são frutos grandes e de coloração forte. Trata-se de uma pimenta muito famosa pelo seu emprego culinário, que acaba por produzir efeitos medicinais.

Os efeitos conhecidos sobre a saúde referem-se à sua ação em todo o aparelho digestivo, sobre o coração e aparelho circulatório, agindo também como um catalizador ou potencializador dos efeitos de outras plantas. A caiena é considerada uma erva nutricional por autoridades médicas do mundo inteiro, principalmente pelo seu elevado teor de betacaroteno (vitamina A) e vitamina C, além de vitaminas do complexo B, alto teor de cálcio e potássio (razões para ser bom para o coração e as artérias). Os estudos mostram que esta pimenta é capaz de refazer os tecidos do estômago e favorecer a ação peristáltica dos intestinos, melhorando a prisão de ventre. A caiena atua aumentando a assimilação de nutrientes e a eliminação de resíduos tóxicos do organismo. Estimula a produção de ácido clorídrico, necessário para a digestão e assimilação adequada de nutrientes, principalmente das proteínas. Isso é particularmente importante se entendermos como a digestão e a saúde digestiva são fundamentais para a boa condição psíquica, emocional e mental, pois têm reflexo sobre o cérebro, as glândulas de secreção, os músculos e todas as partes do corpo.

Um remédio para o coração

A pimenta caiena tem sido apontada como capaz de interromper um ataque cardíaco em 30 segundos. Cita-se como exemplo um caso ocorrido no Oregon, EUA, em que um homem de 90 anos, acometido por um severo ataque cardíaco, depois de ter sido considerado clinicamente morto pelos médicos, foi salvo por sua filha que colocou extrato de pimenta caiena na boca do pai moribundo ainda na ambulância a caminho do hospital. O paciente recobrou parcialmente a consciência e recuperou-se quase completamente ao chegar ao hospital, para espanto dos médicos. Os exames mostraram que o ataque cardíaco foi severo e, mesmo assim, o paciente estava bem. Os médicos não entenderam, mas foram obrigados a aceitar que a pimenta foi responsável pelo fato.

Há também um caso em que o Dr. Richard Anderson, que colocou um pouco de pimenta caiena na boca de um homem que estava desmaiado num estacionamento, vítima de um ataque cardíaco, com o coração já parado, e o mesmo recuperou a consciência logo depois da aplicação, com o coração voltando a bater. Obviamente que isso aconteceu simultaneamente aos procedimentos médicos de reanimação de emergência aplicados pelo médico no momento.

Para casos de infarto agudo, enquanto a ajuda não vem, ou paramédicos e médicos entrem em ação, recomenda-se dar ao paciente uma colher (chá) de pimenta caiena em pó a cada quinze minutos em meio copo de água.

O Dr. Richard Anderson é um médico norte-americano muito conhecido pelo emprego da pimenta caiena e de outras ervas no tratamento e prevenção de doenças. Ele faz menção à uma combinação entre pimenta caiena e hawtorn (espinheiro alvar ou crataegus) para fortalecer o coração e prevenir ataques cardíacos. Ele acrescenta que se uma pessoa utiliza continuamente, por longos meses essa combinação, mesmo que sofra um infarto, os danos serão bem menores. Ele conta um fato ocorrido com sua própria mãe:

"Ela vinha fazendo uso de crataegus (hawtorn berries) com pimenta caiena, quando ela sofreu um ataque cardíaco aos 79 anos". *Sua dieta não era boa e ela vinha passando por uma situação muito estressante. No hospital, foram encontradas três artérias cardíacas bloqueadas e os médicos optaram por uma cirurgia imediatamente, porém, temerosos de que ela não sobrevivesse mais do que alguns meses se não fosse operada (quantos já não ouviram esta notícia!).*

Ao mesmo tempo, os médicos estavam apreensivos sobre as possibilidades de ela não sobreviver à própria cirurgia, que era de alto risco devido à idade avançada. Mas eles a tinham nas mãos e havia muito dinheiro envolvido no processo. Apesar do fato de minha mãe ter ingerido aspirinas para a sua artrite crônica por longo tempo, ter fumado como se ela fosse a reencarnação de uma chaminé de fábrica, e ter tido um infarto, seu coração até que estava incrivelmente forte. Na verdade, acharam seu coração mais forte do que a maioria das pessoas na casa dos 30 anos. A boa notícia final é que não apenas ela sobreviveu à operação, mas parou de fumar. A operação parece ter tido sucesso, mas, para mim, a melhor coisa que os médicos fizeram foi a operação e nada mais. Acredito profundamente que a pimenta e o crataegus é que fizeram o melhor serviço, como os herbalistas sabem, mas poucos médicos acreditam.

Em função destes resultados, o Dr. Anderson aconselha a se ter sempre um pouco de extrato de pimenta caiena para emergências. Ele próprio carrega cápsulas dessa pimenta consigo onde quer que vá, e avisa: "Você nunca sabe quando pode achar alguém tendo um ataque cardíaco ou outras emergências".

Segundo o Dr. Anderson, não é apenas para tratar situações cardíacas agudas que a pimenta caiena é indicada, mas nas seguintes situações:

Casos em que ocorre uma hemorragia nos pulmões, estômago, útero ou nariz, sugiro ministrar uma colher (chá) de extrato de pimenta caiena (ou pó de pimenta numa xícara com água) a cada 15 minutos até a crise melhorar. O sangramento deve se estancar em 30 segundos. A razão deste efeito é que, mesmo se a pressão sanguínea estiver elevada, ela pode ser corrigida pela pimenta e a ação coagulante/cicatrizante do sangue pode ser incrementada.

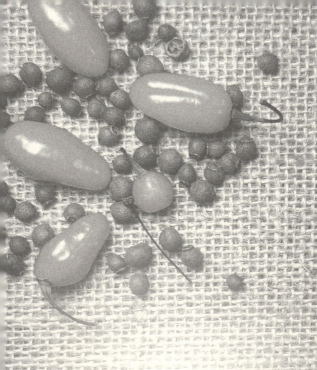

Os frutos maduros da pimenta são vermelhos, mas podem variar desde o amarelo até o preto, além de alaranjado, salmão e roxo. O formato varia segundo a espécie, e há frutos alongados, arredondados, triangulares e quadrados.

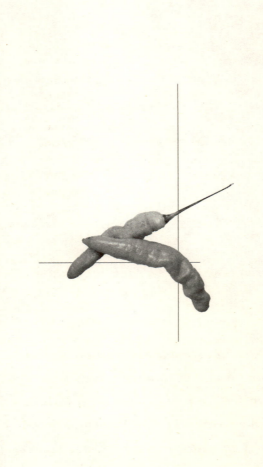

Para hemorragias externas, o médico aconselha também a ingerir a pimenta caiena e aplicá-la diretamente sobre o corte.

Dr. Anderson relata um episódio em que, estando na praia, um homem com cólicas renais em crise aguda de cálculo, teve as dores eliminadas quase imediatamente ao ingerir pimenta caiena.

Outro relado do mesmo médico conta que ele próprio sofreu uma forte dor de dente no meio de uma noite num final de semana. Tendo tentado vários meios para eliminar a dor, só conseguiu resultado definitivo após ingerir pimenta caiena.

Mais um relato médico sobre o uso da pimenta: O Dr. John Christopher, clínico inglês do John Hoppkins Hospital, utilizou uma diluição de pimenta caiena para o tratamento de uma crise de asma crônica num bebê de seis semanas, permitindo que a criança respirasse normalmente com o tratamento. Devido a esse resultado satisfatório, o médico usou depois a pimenta caiena para tratar alergias de vários tipos, além de varizes, cãibras e cólicas, prisão de ventre e para potencializar a energia vital. Ele atualmente recomenda a pimenta para a desintoxicação do organismo, para elevar a temperatura corporal, incrementar a circulação sanguínea e melhorar a capacidade visual, além de confirmar a experiência do colega, Dr. Richard Anderson com relação à capacidade da pimenta caiena de ser excepcionalmente benéfica para o coração.

Atenção

Os tratamentos aqui relatados com o uso de pimenta caiena em casos de ataques cardíacos, bem como as recomendações mencionadas, são resultados da experiência de médicos e as sugestões são feitas por eles. Nem o autor, nem a editora se responsabilizam ou recomendam estes procedimentos, a não ser sob orientação médica. Em casos de infartos, ataques cardíacos e situações emergenciais similares, deve-se procurar atendimento médico imediato. Somente em casos excepcionais, quando e onde é impossível o socorro médico, pode-se utilizar a pimenta caiena, conforme indicado e, mesmo assim, aplicando os procedimentos de primeiros socorros de praxe, caso quem preste atendimento os conheça.

Existem muitas indicações e aplicações da pimenta caiena, recomendados por médicos e estudiosos do mundo inteiro. O quadro na próxima página resume as principais delas:

Indicações da pimenta caiena

Acne	Alcoolismo	Apoplexia	Arteriosclerose	Artrite
Asma	Halitose	Hemorragias	Intoxicação	Bronquite
Machucados	Queimaduras	Calafrios	Circulação	Extremidades frias
Constipação	Resfriados	Tosse	Cólicas	Cortes
Debilidade	Delirium tremens	Desordens digestivas	Diabetes	Visão
Fadiga	Rinite	Fraturas	Gases	Gota
Febre	Cardiotônico	Coração	Hemorroidas	Pressão alta
Indigestão	Infecções	Inflamações	Dor intestinal	Icterícia
Rins	Pressão baixa	Febrículas	Lumbago	Enxaquecas
Mucosidade	Neuralgia	Dor de estômago	Palpitação	Pâncreas
Paralisias	Pleurisia	Reumatismo	Escarlatina	Choque
Sinusite	Fraquezas	Dor de garganta	Amidalites	Tumores
Febre tifoide	Úlceras	Veias varicosas	Vitalidade	Vômitos
Contusões	Febre amarela	Micoses	Viroses	Parasitas

Pimenta-do-reino – a mais antiga

A pimenta-do-reino e suas derivadas, a pimenta--branca e a pimenta-preta, apresentam propriedades medicinais bem semelhantes às suas irmãs do gênero *Capsicum* já apresentadas. São utilizadas no Oriente há milênios, onde se sabe que esta pimenta, além de tratar outras doenças, aumenta o poder digestivo, é afrodisíaca, expectorante e vermífuga, indicada tradicionalmente para indigestão crônica, febre, sinusite, alterações metabólicas e obesidade.

Adiante mais informações sobre as propriedades desta notável pimenta.

Efeitos e aplicações gerais da pimenta

Ajuda a emagrecer

O uso da pimenta vermelha durante as refeições, estimula o sistema nervoso simpático produzindo aumento da liberação de catecolaminas (noradrenalina e adrenalina) com consequente diminuição do apetite e da ingestão de calorias, proteínas e gorduras nas refeições seguintes. Isso mostra que a pimenta pode ser útil em programas de controle de peso corporal.

Recentemente, canadenses e holandeses descobriram ser a pimenta um bom recurso contra o excesso de peso. As evidências vêm de um trabalho conjunto entre cientistas da Universidade Laval, em Quebec, no Canadá, com colegas do Centro de Ciências Alimentícias de Wageningen, na Holanda. Segundo o estudo, o fruto da pimenteira derreteria os estoques de energia acumulados em forma de gordura corporal. Isso graças à capsaicina, substância presente na parte mais esbranquiçada, onde ficam as sementes.

Para quebrar os nutrientes da comida e absorvê-los, o aparelho digestivo gasta muita energia. A capsaicina faz com que ele se abasteça nos depósitos gordurosos. Esse processo, além disso, aumenta a temperatura corporal (termogênese) e, para dissipá-la, são necessárias mais calorias.

Segundo o professor Angelo Tremblay, da Universidade Laval, que investiga a pimenta há muitos anos, ela realmente ajuda no controle de peso. A nutróloga e especialista em Medicina ortomolecular Tâmara Mazaracki, do Rio de Janeiro, afirma que a capsaicina é capaz de reduzir a formação de gases e melhorar a produção do suco gástrico. Embora a pesquisadora alerte contra o risco da pimenta irritar a parede gástrica, afirma também que a pimenta parece ser capaz de combater a bactéria *Helicobacter pylori*, envolvida na formação de gastrites e úlceras estomacais.

Uma dica para quem quer perder peso

Cada 6 gramas de pimenta queimam 45 calorias!

Antidepressivo

A adrenalina e a noradrenalina também são responsáveis pelo estado de alerta, daí a ingestão de pimenta estar também associada à melhora de ânimo em pessoas deprimidas.

Antioxidante

Antioxidantes como as vitaminas A e E, o betacaroteno e os flavonoides – abundantes nas pimentas, são fundamentais para neutralizar os radicais livres, átomos tóxicos formados a partir do oxigênio, que reagem aleatoriamente com todos os componentes celulares, prejudicando a função das células. A maior parte das doenças degenerativas, processos inflamatórios, imunodeficiência, doenças autoimunes e o envelhecimento acentuado são determinados pela ação nefasta do excesso de radicais livres. O exercício físico muito intenso provoca uma produção maior de radicais livres.

Bactericida

Assim como salgar, apimentar os alimentos sempre foi um recurso para a conservação dos alimentos, inclusive as carnes animais, em épocas em que se desconhecia a refrigeração. Isso é possível graças ao poder bacteriostático e bactericida das pimentas. O mesmo efeito ocorre com o uso da pimenta no organismo. Além de combater as bactérias "ruins", a pimenta não prejudica o sistema de defesa e até estimula a recuperação imunológica.

Estômago e intestino

Como a ingestão de pimenta aumenta a secreção de saliva, bile e dos ácidos estomacais, pode haver irritação do estômago ou de intestinos sensíveis; mas, por outro lado, essa quantidade extra de secreção ajuda a digestão em pessoas sem problemas estomacais. Concluímos então que o exagero pode ser prejudicial para os dois casos.

Medicamento natural

A pimenta já está classificada como alimento funcional, ou seja, além dos seus nutrientes, possui componentes que promovem e preservam a saúde. As pimentas são utilizadas como matéria-prima para diversos remédios orais e locais, como os emplastros que aliviam dores musculares ou de reumatismo. Os elementos da pimenta são usados no tratamento de desordens gastrintestinais, enjoos e na prevenção de arteriosclerose, derrame e doenças cardíacas. Contudo, altas doses de drogas que contenham componentes concentrados de pimenta, se administradas por longos períodos, podem causar gastrite crônica, agressão ao fígado e aos rins e efeitos neurotóxicos. Isso ocorre devido ao fato de que essas drogas apresentam concentrações elevadas de capsaicina ou piperina, não acontecendo o mesmo com a pimenta *in natura*, a não ser que sejam ingeridas quantidades absurdas e por longo tempo.

Atualmente, há vários remédios farmacêuticos que utilizam a pimenta e seus componentes; há cremes e suplementos indicados para tratamento tópico e oral da acne. Eles agem como antioxidantes, anti-inflamatórios e desintoxicantes, aumentando a absorção de outros suplementos, incluindo vitaminas, minerais, aminoácidos.

Pimenta contra o câncer de próstata

Já apontamos anteriormente as pesquisas realizadas pelo Dr. Akio Mori da Universidade da Califórnia, Los Angeles, publicadas no *American Journal of Cancer Rersearch*, sobre a ação dos componentes das pimentas contra o câncer de próstata. Interessante verificar, porém, que a medicina popular já utilizava a pimenta para o tratamento dessa doença. Somente agora a ciência comprova tal efeito. Os cientistas concluem esse poder da pimenta através da verificação de que a capsaicina induz a morte das células anômalas. Os estudos mostram que as células cancerígenas têm a capacidade de burlar a apoptose (suicídio da célula quando há algo anormal nela), realizando uma mutação genética que as preserva; a capsaicina atua impedindo esta defesa e promovendo a morte da célula com esta informação, além de reduzir as taxas do PSA – hormônio prostático específico, relacionada com o surgimento de tumores da próstata, conforme afirmam o Dr. Soren Lehmann e Chris Hiley, do *The Prostate Cancer Charity*.

Outra explicação científica para o efeito da pimenta no câncer de próstata é a ação protetora do licopeno (pigmento vermelho das pimentas dessa

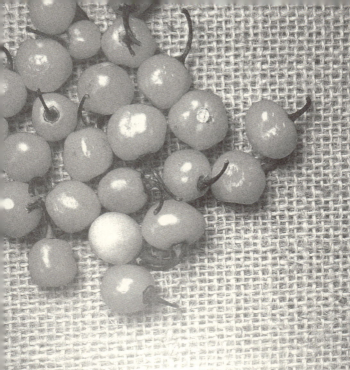

As pimentas vermelhas respondem pelo terceiro lugar em produção e consumo de hortaliças para tempero no Brasil.

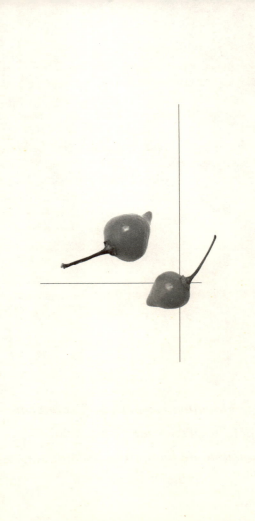

cor), conforme apontado anteriormente, que inibe o crescimento dos tumores de próstata. O licopeno e o zinco são abundantes no líquido prostático e a falta de um ou outro, ou de ambos, está definitivamente ligada à formação do câncer de próstata. As pimentas vermelhas são ricas em ambos (licopeno e zinco).

Notável é verificar que a sabedoria popular aplica, por intuição, aquilo que a ciência humana só utiliza depois de pesquisas e experiências laboratoriais. De qualquer modo, uma auxilia a outra; a primeira através do empirismo, apontando o caminho para a pesquisa, e a segunda através da experimentação científica.

O Dr. Sérgio Puppin, médico cardiologista e nutrólogo, autor de várias obras e pesquisador do Rio de Janeiro, comentando sobre os efeitos medicinais da pimenta, afirma: "Os componentes anticoagulantes da pimenta ajudam na desobstrução dos vasos sanguíneos".

Segundo o gastroenterologista e cirurgião Dr. Almino Cardoso Ramos, do Hospital Santa Rita, em São Paulo, o consumo de pimenta é essencial para quem tem enxaqueca ou dor de cabeça crônica: "Elas provocam a liberação de endorfinas, analgésicos naturais extremamente potentes que o nosso cérebro fabrica". Entre outros benefícios, a pimenta impede a coagulação do sangue e, portanto, evita tromboses, reduz o risco de doenças como câncer, catarata, mal de Alzheimer e diabetes.

Pesquisas científicas recentes mostram que a pimenta é um poderoso aliado no auxílio da saúde e prevenção à depressão e outros males que afetam o humor e a disposição dos seres humanos.

Um largo emprego segundo a Medicina Tradicional Chinesa

Segundo a medicina chinesa, a pimenta na comida influencia o equilíbrio energético. Uma gastrite, por exemplo, pode ser causada por questões emocionais que levam ao aumento do calor, ou seja, da energia yang, ou pode ser provocada por um mau funcionamento estomacal relacionado ao frio ou aumento da energia yin. Por ser um alimento aquecedor, a pimenta é contraindicada no primeiro caso e recomendada no segundo, ensina o Dr. Mauro Perini, médico, professor da pós-graduação da Universidade Federal de São Paulo. Neste caso é necessário o diagnóstico preciso.

Para a medicina do Extremo Oriente, os sabores têm grande influência sobre a saúde. Okamoto, médico da corte japonesa recomenda comer pequenas quantidades de alimentos apimentados e amargos para o fortalecimento dos órgãos. Produtos como a pimenta vermelha beneficiam os pulmões, enquanto os amargos tonificam o coração. Já para o controle da hipertensão, ele cita que o consumo de gengibre, maçã, mamão, kiwi, chá-verde, vinagre e ácidos para desobstrução de artérias, ao passo que brócolis, couve-flor, feijão preto e o óleo de oliva reduzem o teor de gordura do sangue.

Na mesma linha de pensamento está o Dr. Naboro Muramoto, o médico japonês autor do livro *Médico de Si Mesmo*, um clássico sobre medicina oriental que fez muito sucesso na década de 1970 na Europa e nos Estados Unidos. Na obra, ele informa que o sabor picante da pimenta faz bem aos pulmões; o ácido, ao fígado; o doce, ao pâncreas; o salgado, aos rins e o amargo, ao coração.

Pimenta para combater a depressão

Comentando sobre a medicina chinesa, o médico Arnaldo Marques Filho mostra que é necessário adotar uma dieta balanceada, com o equilíbrio entre alimentos Yin e Yang – palavras de origem chinesa que determinam as duas forças opostas da energia que regem tudo o que há no universo. Dessa maneira, Yin é frio, Yang é quente. De uma maneira geral, as pessoas depressivas, introspectivas e mais lentas deveriam diminuir a quantidade de alimentos Yin, por serem frios e pálidos. Os alimentos Yin são os doces; os yang os salgados. Para corrigir o desequilíbrio, indica-se uma dieta mais Yang, à base de folhas amargas e temperos fortes, como pimenta, para avivar os sentimentos e combater a depressão.

Receitas terapêuticas com pimenta

Hemorroidas

Juntar uma colher (sobremesa) não muito cheia de pimenta-do-reino moída a duas colheres (sobremesa) de cominho triturado; misturar bem com 250 ml de mel puro. Tomar esta dose dividida em 2 a 3 vezes ao dia.

Rouquidão e problemas de garganta

Fazer gargarejos com meia colher (sobremesa) de pimenta-do-reino diluída em 2 copos de água morna.

Desmaios frequentes

É necessário sempre conhecer a causa dos desmaios, mas para casos simples, recomenda-se aspirar uma pequena quantidade de pimenta-do-reino em pó bem fino para pessoas com tendência a desmaiar. Frequentemente esse procedimento provoca espirros, o que pode explicar o efeito, pois assim além da vasodilatação que a pimenta produz, existe estímulo ao incremento da circulação sanguínea cerebral e cardíaca que o espirro provoca. Isso deve ser feito em situações que caracteristicamente provocam o desmaio nessas pessoas.

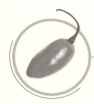

CAPÍTULO VIII

APLICAÇÕES MEDICINAIS EXTERNAS DA PIMENTA

Em termos medicinais, o emprego mais comum de pimentas, desde tempos antigos, seja como alimento ou externamente, foi para tratar o reumatismo. Tal efeito deve-se à notável capacidade das pimentas em produzir vasodilatação e analgesia, seja por via oral ou local. Hoje se sabe que a ingestão de pimenta produz endorfinas, que são mediadores químicos capazes de reduzir a dor e a inflamação.

A pimenta preta é usada na medicina aiurvédica para tratar febre, doenças de desordens digestivas, dificuldades urinárias, reumatismo entre outras.

A capsaicina tem efeito analgésico e anti-inflamatório sobre a pele e em tecidos mais profundos quando também em uso tópico, sendo aplicada sob a forma de creme em diversos tipos de reumatismos e dores articulares.

A experiência
de um amigo enfartado

Um dos efeitos mais marcantes sobre o uso externo das pimentas de que tenho notícia aconteceu com um velho amigo, Heitor de Andrade, poeta, escritor jornalista de "mão cheia", filósofo e meu mentor para "assuntos insólitos". Ele mesmo descreve a sua notável experiência com a pimenta:

A primeira vez que fui parar numa UTI devia ter uns 40 anos. Tive uma dor horrível no braço esquerdo e o Hospital Presidente Médici, de Brasília, foi o meu destino. Fiquei um mês internado ali e só consegui sair porque o cardiologista me liberou para fazer um cateterismo no Hospital de Base. Não fiz o cateterismo e me tratei com o Dr. Efraim Melara, pelo método naturista. Tomei várias lavagens, fiquei 15 dias de jejum, passei a ser vegetariano radical, entre outras práticas de medicina natural. Vinte anos depois tive um enfarte e fui atendido no Hospital de Taguatinga, onde fiquei cerca de 30 dias, depois tive alta. Aos 63 anos tive uma ameaça de enfarte e fui fazer um cateterismo no Hospital Santa Lucia, de Brasília. Após o cateterismo o cardiologista me disse:

– *Examinei o seu caso e constatei que você está numa encruzilhada. Se eu lhe operar, sua possibilidade de vida é mínima e se você não se operar, dá no mesmo. Você é quem tem que escolher o seu destino.*

Tive a sorte, ainda no hospital, de receber um telefonema do Dr. SuK Yun, velho amigo, me convidando a conversar com ele sobre o caso. Quando fui visitá-lo ele me disse:

– É simples o tratamento para quem tem problemas de entupimento de artérias. É só fazer cataplasma com pimenta "ardida", que pode ser malagueta, bode ou qualquer uma que seja bem ardida. Triture a pimenta seca no liquidificador e coloque em cima de uma camada de farinha de trigo com água em forma de pizza e tenha como suporte uma atadura grande. A parte da pimenta coloque em cima do coração. Em seguida coloque uma bolsa de água bem quente em cima da massa de "pizza". O calor da bolsa esquenta a massa de farinha de trigo, esta passa para a pimenta. O calor é tão intenso que vai dissolver toda a gordura das artérias.

Fiz a experiência às 17h30 e de madrugada evacuei, não sei como, cerca de um litro de gordura. A segunda recomendação era fazer diari-

amente movimentos intensivos com os braços e as pernas apoiadas na parede, cerca de uma hora por dia. Pratico esse exercício há cinco anos e faço o cataplasma de pimenta uma vez por semana. Nunca mais tive dor no braço esquerdo e tenho uma vida normal. Naturalmente, com o bom senso de um homem de 70 anos.

Compressas com pimenta

A medicina tradicional e popular sempre utilizou a pimenta como antisséptico (combate os germes), analgésico, cicatrizante e anti-hemorrágico de contato, ou seja, para uso externo também. Hoje a ciência confirma esses efeitos devido ao conhecimento da ação terapêutica dos componentes desse alimento-remédio. O pó fino da pimenta seca aplicado diretamente sobre feridas abertas, hemorrágicas, produz efeito quase instantâneo de cicatrização (caso não existam grandes vasos rompidos). Compressas quentes (cataplasmas) de pimenta fazem parte das técnicas de cura de diversos sistemas médicos antigos e atuais. Essas compressas são úteis no combate à dor, à inflamação e nas contusões fechadas. Uma das indicações mais eficazes e famosas é a da compressa quente ou fria de pimenta para articulações ou regiões acometidas por processo reumático, artrite ou artrose. Basta aplicar a compressa aquecida sobre a região doente e manter por cerca de meia hora, uma a duas vezes ao dia.

Modo de preparar a compressa de pimenta

Socar 250 g (ou mais) de pimentas vermelhas meio secas num pilão, de modo a formar uma massa grossa. Cozinhar 200 g de inhame com casca até amolecer. Descascar os inhames, colocá-los num liquidificador, acrescentar a pimenta e misturar apenas levemente, sem tornar tudo homogêneo. Levar ao fogo numa panela que não seja de alumínio e aquecer bem. Espalhar a massa num pano fino (tipo de fralda de criança) e dobrar de modo a formar uma compressa fechada de tamanho suficiente para cobrir a área doente (se for muito grande, será necessário preparar uma quantidade maior de pimenta). Aplicar sobre a região a ser tratada, numa temperatura que não queime a pele, cobrindo-se com um plástico. Se possível, prenda a compressa e o plástico com faixas e mantenha por meia hora. É possível também dormir com uma compressa dessas, caso não incomodem. Cada compressa só serve para uma vez. Aplicar uma vez ao dia, até a melhora ou cura. Se não surgirem resultados com 10 aplicações o tratamento deve ser suspenso.

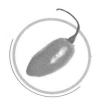

CAPÍTULO IX

A PIMENTA COMO PREVENTIVO DAS ENFERMIDADES

Tanto na medicina aiurvédica, quanto na medicina egípcia, persa, árabe, quanto dos povos pré-colombiano e na medicina dos índios, o hábito de ingerir pequenas quantidades diárias de pimenta, seja na alimentação, seja engolindo-a com um pouco de água, parece ser um recurso indicado para a preservação da saúde e prevenção das doenças. As modernas pesquisas apontam que o uso regular de vitamina C, de betacaroteno (vitamina A), de licopeno e de microminerais (todos componentes das pimentas vermelhas e verdes), protege o organismo contra doenças degenerativas, ao mesmo tempo em que ativa o sistema imunológico, pois são elementos antioxidantes e funcionais. Além de possuir todos estes componentes, as pimentas vermelhas e as do gênero *Piper* (pimenta-do-reino) possuem a capsaicina e a piperina, que têm efeito similar, além do efeito antisséptico e ativador da circulação arterial. Portanto, explica-se porque o uso regular de pimenta funciona como uma medida preventiva contra as doenças.

Uma das recomendações mais conhecidas, tanto para o tratamento quanto para a prevenção dos resfriados e gripes, é a ingestão de uma pequena pimenta malagueta fresca diariamente, como se fosse uma pílula, numa das refeições. Porém, é certo que o uso dessa pimenta, regularmente como condimento, produz o mesmo resultado, sendo uma indicação para a prevenção de muitas outras enfermidades, incluindo o câncer e o reumatismo.

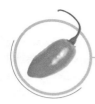

CAPÍTULO X

PIMENTA PARA A LONGEVIDADE

O envelhecimento humano precoce resulta de múltiplos fatores, mas principalmente da agressão contínua ao DNA celular pelos radicais livres. O estresse moderno também contribui devido ao desgaste das glândulas supra-renais e da perda mineral constante. O desgaste fisico-psíquico-emocional e mental, aliado à alimentação carente de nutrientes, formam a base do problema. Mais especificamente, a ação dos radicais livres aliada à carência mineral intracelular provoca alterações no metabolismo celular dos ácidos nuclêicos (DNA e RNA), o que determina uma transmissão genética cada vez mais anormal no complexo processo de reprodução celular, resultando no envelhecimento.

Segundo publicação das pesquisas do Dr. Benjamin Frank, a clorofila (pimentas verdes) e os bioflavonoides (superabundantes nas pimentas) ajudam a repor o dano genético celular, reduzindo o processo que leva ao envelhecimento precoce. Existem cada vez mais estudos demonstrando a potente ação antioxidante (antienvelhecimento) da capsaicina e da piperina, bem como de suas potentes propriedades anti-inflamatórias.

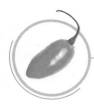

CAPÍTULO XI

OS CUIDADOS COM O USO DA PIMENTA

Os cuidados que devemos ter com o uso da pimenta, seja como "remédio", seja como alimento, interna ou externamente, são muito semelhantes a muitos outros itens da alimentação e da medicina natural. Nenhum alimento curativo ou recurso medicinal, erva etc., salvo em situações especiais e sob orientação profissional, devem ser usados em grande quantidade. Com a pimenta não é diferente. As precauções com o uso da pimenta devem se fixar, sobretudo no efeito de seu mais importante princípio ativo, qual seja a piperina ou a capsaicina. Os estudos modernos sobre a toxicidade desses compostos mostram o seguinte:

Toxicidade dos capsaicinoides

Em meados de 1997, pesquisadores da Inglaterra utilizaram ratos, camundongos, cobaias e coelhos aplicando um método experimental para determinar o nível tóxico e letal dos capsaicinoides. Com base nos resultados, foi realizada outra pesquisa com seres humanos voluntários, utilizando-se doses menores não letais. Nos animais foi administrada capsaicina pura, intravenosa e subcutane-amente, no estômago e aplicação tópica, até a morte dos animais. A dose tóxica letal de capsaicina, medida em mg por kg do animal foi de 0,56 mg (intravenosa), até 190 mg, quando consumida, e 512 mg na aplicação tópica. A provável causa da morte em todos os casos foi parada respiratória. Em seres humanos, a dose tóxica calculada gira em torno de 13 gramas de capsaicina cristalina pura. Acredita-se que doses maiores que esta poderiam ser letais. Mas para morrer, uma pessoa teria que consumir cerca de 1,8 litros de molho Tabasco de uma vez só para ficar inconsciente.

Existem pesquisas sobre o perigo para seres humanos de vários produtos que contêm capsaicina como ingre-diente, mas sob a forma de oleoresinas e não a pimenta em seu estado natural. As oleoresinas de *Capsicum* são ingredientes extremamente fortes, usados em molhos picantes. Para algumas pessoas, com poucos botões gustativos, estes molhos não chegam a preocupar, mas para outras ocorre uma reação muito negativa, provocando queimaduras severas e, algumas vezes, até bolhas na boca e na língua. Outra reação imediata pode ser náusea, alteração na respiração, desmaio e vômito espontâneo. As oleoresinas são extratos, ou óleos altamente concentrados, feitos de pimentas secas, picantes ou não, usados na culinária, medicina e para a produção de corantes, além de outros propósitos industriais. Existem três tipos principais: oleoresinas de *Capsicum*, oleoresinas de pimentas vermelhas e oleoresinas de páprica. As oleoresinas de *Capsicum* são feitas das pimentas mais fortes disponíveis, geralmente da África, Índia ou Ásia, mas qualquer outra pimenta picante pode ser usada. A escala de calor fica geralmente entre 500.000 e 1.800.000 S.U. (Escala de Scoville) ou 4% a 14% de capsaicina; 500 g de oleoresina equivale a 10 kg de pimentas caiena. Esse tipo de oleoresina é extremamente forte e é usado para a produção dos famosos sprays de pimenta, ou em molhos superpicantes, em medicamentos como cremes analgésicos tópicos e em alguns alimentos industrializadas.

Portanto, é necessário cuidado com molhos que contêm oleoresinas de capsaicina como ingrediente e não a pimenta natural. Apesar dos efeitos adversos que isso pode causar, molhos superfortes são capazes de matar.

Contraindicações reais para o uso da pimenta

Gastrite

No caso da gastrite, a pimenta pode ser prejudicial, se ingerida em grande quantidade. Ela provoca o aumento das enzimas digestivas, inclusive as ácidas, o que agravaria a gastrite, mas, mesmo aqui a pimenta não é mais maléfica do que café, suco de laranja ácida, refrigerante à base de cola, chips, frituras carregadas e abacaxi ácido – alimentos que também não são aconselháveis a quem sofre de gastrite. A pimenta não causa mais acidez do que esses alimentos.

Hemorroidas

No caso de hemorroidas, também se deve evitar o uso da pimenta, mas apenas em casos muito intensos, pois pode haver mais irritação do endotélio (e não dilatação das veias). Há tratamentos externos para lavagem do reto com pimenta diluída para as crises de hemorroidas.

De modo geral, por precaução, recomenda-se que indivíduos com problemas no trato gastrintestinal (gastrite, úlcera, hemorroidas e outros) evitem a ingestão, uma vez que a capsaicina em excesso funciona como um agente agressor das mucosas.

Há também contraindicações do uso da pimenta para pessoas que sofrem de refluxo gástrico, colite, psoríase, doenças de pele, mas não existem razões ou explicações científicas para isto. Mesmo para quem não sofre desses males, usada moderadamente, a pimenta é um ótimo tônico cardíaco, circulatório, antirreumático, faz bem para quem tem artrite,

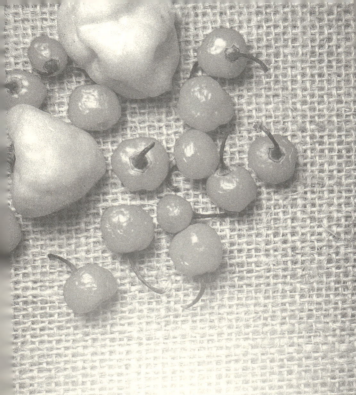

A água não atenua o efeito picante da pimenta, mas o acentua!
Melhor é usar o leite.

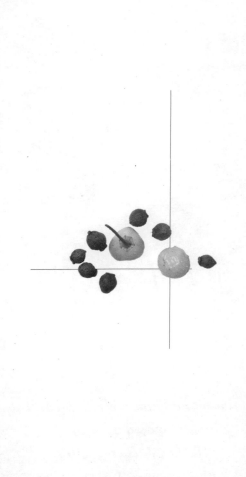

artrose e melhora os sintomas gripais. A semente da pimenta lavada, sem a polpa, seca, moída, é ótima para as doenças infecciosas, tipo reumatismo, artrite e artrose.

Outra ideia errônea, esta mais moderna, aponta que pessoas com dilatação da próstata (HPB) não devem ingerir pimenta porque ela pode agravar o "processo inflamatório". Esta afirmação é duplamente falsa: primeiramente a pimenta é um anti-inflamatório e analgésico e, em segundo lugar, a hipertrofia benigna da próstata não é uma inflamação, mas um crescimento lento do tecido prostático. Existe de fato uma contraindicação sim, na prostatite, mas, neste caso, estão contraindicados todos os itens alimentares e bebidas capazes de irritar a mucosa da uretra na prostatite aguda, como álcool, café, chá-preto, chá-mate, limão, temperos fortes, por fim, pimenta, mas, mesmo assim, só em excesso. Já vimos anteriormente que a pimenta é indicada tanto no tratamento como na prevenção do câncer de próstata, graças ao seu teor de elementos antioxidantes e protetores do órgão.

Tabus

Existem muitos estigmas e tabus sobre alguns alimentos, considerados prejudiciais à saúde, colocados em questão por médicos e especialistas. Frequentemente, mesmo profissionais experientes e gabaritados fazem menção a alguns deles, sem procurar se aprofundar mais no assunto. Até há bem pouco tempo, por exemplo, o vinho era tido como prejudicial, mas hoje, foi provado que, ao contrário do que muitas pessoas pensam, uma taça de vinho por dia faz bem ao coração, evitando problemas cardíacos. O chocolate, muito discutido por conter substâncias que viciam, também passou a ser recomendado, em quantidade controlada, já que sua ingestão produz endorfina no organismo de quem o consome, o que causa uma sensação saudável de prazer e bem-estar. Estudos recentes têm revelado também que a pimenta não é um veneno, principalmente para quem tem hemorroidas, gastrite ou hipertensão, mas um recurso benéfico quando utilizado com moderação.

A nutricionista Daniella Fialho confirma esta premissa, afirmando que "o excesso no consumo de pimenta vermelha pode levar a problemas de saúde, mas seu consumo moderado até faz bem".

Cuidados durante o manuseio

Acidentes durante o manuseio das pimentas, tanto em nível doméstico quanto industrial, são comuns, principalmente quando os olhos ou a mucosa são atingidos. Manusear a pimenta exige cuidado para evitar irritação da pele e dos olhos.

O pó da pimenta-do-reino, quando muito fino, frequentemente causa acidentes por inalação, nos olhos ou mucosas da boca. As secas devem ser manuseadas com muito cuidado, pois o processo de secagem acentua bastante a pungência.

É necessário cuidado ao manusear a pimenta. Ao cortar a pimenta vermelha ou ao remover as sementes e as nervuras brancas, deve-se usar luvas finas e lavar os utensílios com sabão e água após o uso. Mesmo uma pequena quantidade de capsaicinoides causa irritação grave ao entrar em contato com os olhos.

As pimentas em pó também, com muita frequência, enganam cozinheiros menos experientes, que acabam por colocar pimenta demais nos alimentos que preparam. Essas pimentas não cedem todo o seu potencial de pungência logo de início, liberando os princípios ativos aos poucos. Por causa disso, é comum o cozinheiro experimentar um prato apimentado, julgando ter chegado a um teor adequado e, quando outras pessoas ingerem o preparado, percebem estar excessivamente apimentado.

Um texto interessante da literatura médica clássica chinesa comenta sobre as contraindicações da pimenta:

Alimentar-se de maneira racional, de acordo com um conceito de saúde, exige diferentes medidas de alimentação adaptadas a diferentes condições. Semelhante à complexidade física, a ocupação profissional, as enfermidades e a região onde habita cada pessoa. Estas condições são ponto de partida para manter o equilíbrio do corpo. Por exemplo, os gordos devem evitar doces e muito óleo. Os magros não devem comer pimenta em demasiado. Os idosos não devem comer alimentos de alta caloria. As crianças não devem nutrir-se em demasiado e nem consumir comidas geladas sem motivo. Pessoas com problemas de pele e asma devem evitar mariscos como camarão e caranguejo. Os que sofrem do estômago não devem ingerir comidas oleosas e glutinosas. Um mesmo tipo de refeição tem efeito diferente em lugares diferentes. A pimenta, por exemplo, é boa para os habitantes das províncias de Hunan, Yunnan, Guizhou e Sichuan, porque lá a chuva e a humidade predominam, e o picante serve para eliminar a humidade do corpo. No entanto, para os moradores de regiões secas, o picante pode complicar o equilíbrio interno do organismo.

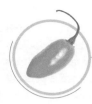

CAPÍTULO XII

CULTIVANDO PIMENTAS

As pimentas e os pimentões pertencem à família das solanáceas e ao gênero *Capsicum*. São cultivadas principalmente nos estados de Minas Gerais, Bahia e Goiás. Consumidas no Brasil, principalmente na forma de conserva de fruto inteiro em vinagre ou azeite.

As pimentas são cultivadas em regiões de clima tropical com precipitação pluviométrica variável de 600 a 1.200 mm e uma temperatura média em torno de 25 °C. Temperaturas inferiores a 15 °C prejudicam o desenvolvimento vegetativo da planta. O solo mais recomendado é o que apresenta textura leve com pH entre 5,5 a 6,0 com boa drenagem.

Plantio

Nas regiões mais frias, o plantio deve ser feito de agosto a outubro e nas regiões mais quentes em qualquer época do ano. As sementes, 2 ou 3 g por metro quadrado, vão primeiro para sementeiras, distribuídas em sulcos distanciados 10 cm. Um grama contém 300 sementes. Para o plantio de 1 hectare é preciso cerca de 300 g de sementes. A germinação ocorrerá de 15 a 20 dias após o plantio e as mudinhas devem ser mudadas quando apresentarem de 4 a 6 folhas. As mudas devem ser transplantadas para o campo, canteiro ou vaso, com 15-20 cm de altura, cerca de 50-60 dias após a semeadura.

Adubagem e calagem

Fazer a correção da acidez do solo e adubação com base na análise química do solo. O solo deve ter boa drenagem e pH entre 5,5 a 6,8. Aplicar calcário para elevar a saturação de bases a 80%. Em situações nas quais é muito difícil fazer a análise química do solo, existem algumas aproximações que auxiliam o produtor quanto às quantidades e tipos de adubos a serem utilizados.

Recomenda-se o uso de 1 a 2 kg de esterco de curral curtido, 200 g de superfosfato simples e 20 g de cloreto de potássio por metro linear. A adubação com micronutrientes é importante, recomenda-se 2 kg/ha de boro, 2 kg/ha de zinco e 10 kg/ha de enxofre.

Até a fase de florescimento, as adubações de cobertura são feitas com intervalos de 30-45 dias até o final do ciclo. Normalmente, utilizam-se 30 kg/ha de nitrogênio e 30 kg/ha de óxido de potássio.

Cuidados na produção

Manter a área livre de plantas daninhas por meio de capinas. As hastes lenhosas da maioria das variedades de pimenta dispensam o uso de tutor. Fazer a adubação de manutenção, utilizando 20 g de sulfato de amônio em cobertura com cerca de 30 dias após o plantio.

Pragas e doenças

Os insetos e ácaros estão associados com o cultivo desde a sementeira até a colheita dos frutos. A maioria das espécies não causa dano econômico e algumas são consideradas benéficas, podendo ser predadores de outros insetos. A forma mais eficiente e econômica de prevenir os danos causados por pragas e doenças é através do monitoramento da cultura. Portanto, é prudente consultar um técnico com experiência e conhecimento na área de controle de pragas e doenças.

Colheita e rendimentos

A colheita é feita manualmente, de 100 a 120 dias após o plantio. O rendimento médio por hectare varia de uma cultura para outra. A malagueta produz 10 toneladas por hectare. A colheita no primeiro ano sempre é maior, muitos plantadores preferem renovar anualmente as suas culturas.

Composição

O valor nutricional da pimenta é relativamente alto, por constituir boas fontes de vitaminas, principalmente C e, em tipos ingeridos secos, vitamina A. Apresenta ainda cálcio, ferro, caroteno, tiamina, niacina, riboflavina e fibras.

Comercialização

O mercado para a industrialização da pimenta consiste, basicamente, na secagem, na conserva do fruto inteiro e na produção de molho. No processo de conserva do fruto inteiro, a pimenta é acondicionada em embalagens de vidro em solução com álcool, cachaça, vinagre, óleo de cozinha ou azeite. A variedade deve apresentar frutos com boa aparência, uniformidade no tamanho e na forma, polpa firme e boa conservação. Geralmente se comercializa em caixas de 12 kg. As pimentas menores são embaladas em garrafas, em conserva com vinagre, sal e óleos comestíveis. É muito comum a comercialização em feiras livres ou indústrias de conservas.

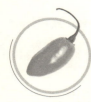

CAPÍTULO XIII

RECEITAS DELICIOSAS, COM PIMENTA

Molhos

Molho de pimenta tradicional

Ingredientes:
1 kg de pimentas maduras
1 kg de tomates maduros
5 dentes de alho
1 cebola média
1 folha de louro
1 colher (chá) de pimenta-do-reino
½ copo de cachaça
½ copo de vinagre branco
1 colher (sopa) de sal
1 colher (sopa) de açúcar

Preparo:
Selecionar todos os ingredientes, bater tudo em liquidificador ou processador e passar pela peneira. Levar a

ferver, para obter homogeneização. Envasar em vidros esterilizados e tampar.

Molho de pimenta malagueta

Ingredientes:
200 g de pimenta malagueta fresca ou em conserva
1 copo de vinagre
1 xícara (café) de aguardente
1 cebola pequena picada
2 dentes de alho
1 colher (chá) de açúcar
1 colher (chá) de sal

Preparo:
Bata todos os ingredientes no liquidificador ou processador até que fiquem bem triturados. Coloque a mistura numa panela e leve ao fogo deixando ferver por 5 minutos. Coe e coloque em vidros esterilizados e bem fechados.

Molho de manga e habanero

Ingredientes:
130 ml de vinagre branco
6 mangas inteiras descascadas
7 kiwis inteiros descascados
7 pimentas habanero inteiras sem sementes (fresco)
Suco de 4 limas
Suco de 3 limões
4 colheres (sopa) de suco de laranja
$1/3$ copo de vinagre branco
1 collher (chá) de sal marinho
2 xícaras (chá) de água

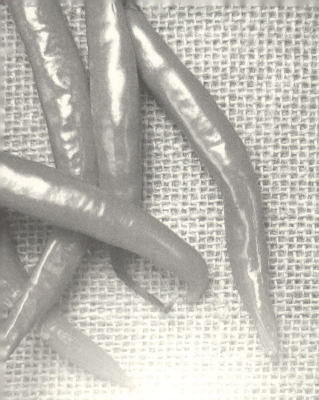

O primeiro europeu a descobrir a pimenta americana foi Cristóvão Colombo em uma de suas viagens históricas para a América em 1493.

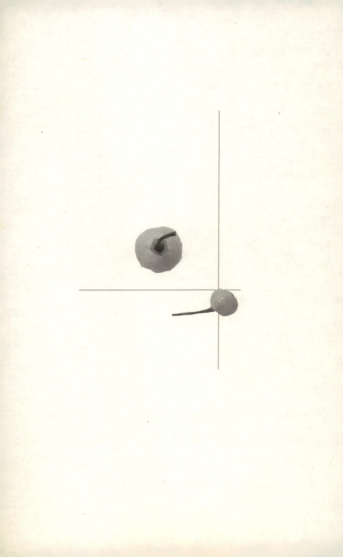

Preparo:

Em uma panela, coloque as habaneros, água e sal. Ferva lentamente durante 15 minutos, então escoe e guarde ¾ de xícara desta água. No liquidificador coloque a água guardada e todos os ingredientes restantes, exceto o vinagre. Retorne à panela e deixe em fogo médio durante 10 minutos e mexa constantemente. Retire do fogo, coloque o vinagre e mexa ligeiramente até esfriar.

Mantenha em refrigerador por quatro meses ou conserve em vidros apropriados. Refrigere depois de aberto.

Molho caliente

Ingredientes:

3 pimentas jalapeño picadas
3 colheres (sopa) de suco de lima fresco
3 colheres (sopa) de vinagre branco
1 cebola pequena cortada
2 dentes de alho
1 colher (sopa) de óleo de girassol
1 xícara de cenouras cortadas
2 xícaras de água
1 colher (chá) de sal marinho

Preparo:

Doure as cebolas no óleo. Adicione as cenouras e a água. Leve ao fogo e ferva até reduzir e cozinhar as cenouras. Remova do calor e coloque o suco de lima, as pimentas e o sal. Coloque em processador e bata até ficar homogêneo. Coloque em vidros esterilizados e tampe.

Molho do diabo

Ingredientes:
15 pimentas habanero sem os talos
200 ml de molho de pimenta com alho (Tailandês/Tabasco)
¼ xícara (chá) de mel
3 dentes de alho picado

Preparo:
Bata as habaneros (com as sementes) em um processador. Adicione os outros ingredientes para fazer um creme compacto.

Molho atômico

Ingredientes:
2 pimentas dedo-de-moça secas
1 pimenta vermelha jalapeño fresca
16 pimentas malaguetas frescas
1 xícara (chá) de cebola cortada
4 dentes de alho
1 colher (sopa) de suco de limão
1 colher (sopa) de rum
1 xícara (chá) de vinagre branco
½ colher (chá) de orégano seco

Preparo:
Coloque as pimentas dedo-de-moça em uma panela com água quente e empape até ficarem moles. Corte em pedacinhos finos e reserve. Asse e descasque a pimenta jalapeño, retire os talos e as sementes e corte em pedaços pequenos. Tire as sementes e os talos das malaguetas. Combine-as com as cebolas e o alho em um

processador e bata bem. Coloque o suco de limão, o rum, e o vinagre em uma panela e leve ao fogo. Coloque no processador, adicione o orégano e a pimenta jalapeño, e bata ligeiramente. Adicione a pimenta dedo-de-moça reservada, bata brevemente (pulsar) até obter um molho liso. Refrigere e mantenha por até 2 meses.

Molho de tomate com pimenta

Ingredientes:
1 xícara (chá) de suco de tomate
1 colher (sopa) de azeite extravirgem
5 dentes de alho
2 pimentões vermelhos cortados em cubos
2 pimentões verdes cortados em cubos
3 grãos de pimenta-da-jamaica
½ colher (café) de pimenta dedo-de-moça sem semente
1 colher (sopa) de suco de limão
1 colher (sopa) de molho de pimenta-vermelha
Sal a gosto

Preparo:
Em uma frigideira grande, ponha o azeite e o alho picado. Deixe fritar por 1 minuto. Em seguida, coloque o suco de tomate e deixe aquecer até reduzir pela metade. Adicione os cubos de pimentões vermelho e verde, o sal, a pimenta-da-jamaica e a pimenta dedo-de-moça. Retire do fogo, junte o suco de limão, misture bem e deixe esfriar. Coloque o molho num vidro esterilizado previamente com água fervente. Use-o quando necessário em macarrão ou saladas.

Salsa mexicana

Ingredientes:
4 pimentas serrano ou jalapeño sem sementes
1 cebola grande
2 tomates grandes maduros
3 dentes de alhos
½ de xícara (chá) de coentro fresco
2 colheres (sopa) de óleo de girassol
2 colheres (sopa) de vinagre de vinho ou limão

Preparo:
Pique todos os ingredientes bem pequenos (não pode ser moído no processador), misture todos num recipiente refratário, pelo menos 1 hora antes de servir. Sirva com tortilhas como patê. Também é muito boa com tacos, burritos e fajitas.

Molho picante mexicano

Ingredientes:
¼ de xícara (chá) de pimenta serrano sem sementes e picadas
¼ de xícara (chá) de pimenta jalapeño sem sementes e picadas
¼ de xícara (chá) de cebola picada
¼ de xícara (chá) de alho-poró, partes brancas e verdes picadas
¼ para ½ colher (sopa) de sal
½ xícara (chá) de suco natural de limão
2 tomates médios picados
1 tomate médio, grelhado e sem pele, misturado até ficar uma pasta
½ de xícara (chá) de coentro fresco picado
1 abacate médio picado (opcional)

Preparo:

Coloque as pimentas, a cebola, alho-poró e o sal em um refratário com o suco de limão. Misture bem e coloque no refrigerador por 1 a 2 horas. Drene o líquido e descarte. Então, adicione os tomates picados, e misture apenas o tomate sem pele o suficiente para encorpar a salsa. Adicione mais sal, se desejar. Misture o coentro e o abacate se for usar de imediato. Apesar do abacate ser opcional, ele adiciona bastante sabor à salsa.

Salsa colorida

Ingredientes:

2 xícaras (chá) de tomates sem pele, pequenos, cortados em cubos

2 pimentas habanero vermelhas, sem sementes e picadas

½ xícara (chá) de alho poró, finamente cortado

½ xícara (chá) de aipo picado com as folhas

1 pimentão vermelho pequeno, tostado e bem picado

1 tomate vermelho pequeno picado

2 colheres (sopa) de azeite de oliva

1 colher (sopa) de suco natural de limão

½ xícara (chá) de coentro fresco picado

½ xícara (chá) de hortelã fresca picada

½ colher (sopa) de alho picado

Pimenta-do-reino a gosto

Sal a gosto

Preparo:

Combine todos os ingredientes numa tigela de vidro e misture bem. Deixe descansar por 30 minutos antes de servir para acentuar o sabor.

Como preparar conservas caseiras de pimenta

Para esterilizar os recipientes

Antes de fazer qualquer conserva é fundamental que os potes de vidro sejam esterilizados. Para isso, escolha um pote de vidro que possua uma tampa que vede bem e lave com água e sabão ou detergente. Pegue uma panela e forre o fundo com um pano limpo. Coloque o pote e cubra com água. Deixe ferver por 15 minutos. Quando faltar 5 minutos, coloque a tampa, para também ser esterilizada. Deixe esfriar normalmente para que não quebre. Depois que esfriar um pouco, coloque o pote e a tampa sobre um pano limpo com a boca para baixo e deixe secar.

Branqueamento

É um processo bastante utilizado em receitas de conserva. Coloque água numa panela e deixe que ferva. Quando ferver, coloque a pimenta e deixe por 20 segundos. Retire e transfira de imediato para uma tigela com água gelada.

Receitas básicas de conservas de pimenta

Conserva básica de pimenta

Ingredientes:
Pimentas selecionadas de sua escolha
2 copos de vinagre branco
1 colher (sopa) de açúcar
1 colher (chá) de sal

Preparo:

Faça uma calda com o vinagre, o sal e o açúcar levando esta mistura para ferver por 2 minutos. Faça o branqueamento das pimentas. Coloque as pimentas num vidro esterilizado e jogue a calda quente de vinagre por cima. Deixe esfriar. Conserve na geladeira.

Pimenta no vinho

Ingredientes:
2 copos de vinho branco seco
1 colher (sopa) de açúcar
1 colher (chá) de sal
Pimentas selecionadas

Preparo:

Faça uma calda com o vinho, o sal e o açúcar levando esta mistura para ferver por 2 minutos. Faça o branqueamento das pimentas. Coloque as pimentas num vidro esterilizado e jogue a calda quente de vinho por cima. Deixe esfriar. Conserve na geladeira. Deve ser consumido logo, pois esta conserva não tem duração longa.

Pimenta no azeite de oliva

Ingredientes:
1 xícara (chá) de azeite de oliva extravirgem
2 dentes de alho picado
1 colher (chá) de suco de limão
Pimentas selecionadas

Preparo:

Retire as sementes e o talo das pimentas. Frite o alho no azeite até ficar levemente dourado. Coloque as pimentas num vidro de conserva deixando um espaço livre de 2 cm.

Aqueça uma xícara de azeite a 300 °C. Enfie o cabo de uma colher no meio das pimentas e abra um buraco. Despeje o azeite quente, lentamente, para evitar que o azeite suba. Complete o pote com azeite até atingir 0,5 cm da boca e tampe bem firme. Deixe esfriar naturalmente. Conserve na geladeira.

Pimenta no conhaque

Ingredientes:
Conhaque de boa qualidade
Pimentas selecionadas
1 colher (sobremesa) de açúcar

Preparo:
Esterilize o pote em que vão ser colocadas as pimentas. Branqueie as pimentas. Faça um corte pequeno longitudinal em cada pimenta e deixe os talos para uma melhor manipulação. Encha o vidro com as pimentas e espalhe uma colher de açúcar por cima. Complete o vidro com conhaque. Deixe descansar em local fresco e seco de 15 a 30 dias, invertendo o vidro a cada dois dias. Conserve na geladeira.

Geleias picantes

Geleia de pimenta

Para 4 pessoas

Ingredientes:
300 g de pimenta dedo-de-moça
2 xícaras (chá) de água
2 xícaras (chá) de suco de laranja (ou tangerina)

8 xícaras (chá) de açúcar
1 xícara (chá) de suco de limão
1 pitada de sal

Preparo:
Retire o cabo das pimentas. Bata todos os ingredientes no liquidificador. Coe em uma panela de fundo grosso e deixe ferver em fogo baixo. Vá retirando a espuma que se forma. O tempo de redução varia conforme o fogão, de 20 a 40 minutos após começar a ferver. Deixe os vidros com água quente até a geleia ficar pronta. Coloque a geleia ainda quente nos vidros e tampe. Dica: para verificar o ponto, derrame um pouco da geleia em um pires e espere esfriar. Ela endurece depois de fria.

Geleia especial de pimenta

Ingredientes
½ kg de pimenta dedo-de-moça ou de bode
½ xícara de azeite de oliva
1 cebola picada
10 dentes de alho descascados
polpa de 1 melão (doce) médio picado
2 xícaras (chá) de abacaxi picado
1 colher (chá) de canela em pó
2 colheres (sopa) de gengibre fresco ralado
2 colheres (chá) de cravo em pó
2 xícaras (chá) de açúcar mascavo

Preparo:
Limpe a pimenta e coloque-a no liquidificador com o melão, o abacaxi, o alho, a cebola e o azeite. Junte 1 litro de água e bata por 2 minutos, ou até obter uma mistura homogênea. Transfira a mistura para uma panela e adicione o açúcar, o gengibre, o cravo e a canela. Leve para cozi-

nhar, mexendo sempre e, assim que ferver reduza o fogo. Cozinhe por mais 1 hora, mexendo de vez em quando, ou até encorpar. Retire do fogo, deixe esfriar um pouco e coloque em potes de vidro esterilizados.

Geleia de melão com pimenta-cumari

Ingredientes:
1 kg de polpa de melão amarelo bem suculento e doce
4 colheres (sopa) de pimenta-cumari fresca
6 colheres (sopa) de azeite de oliva extravirgem
1 xícara (chá) de açúcar mascavo

Preparo:
Bata todos os ingredientes no liquidificador, coloque-os numa panela, leve ao fogo e cozinhe por 30 minutos ou até encorpar, mexendo de vez em quando. A geleia deve ser guardada na geladeira, em vidro previamente esterilizado. Ideal para assados.

Receitas salgadas

Espaguete integral apimentado

Para 4 pessoas
Ingredientes:
500 g de espaguete integral
3 pimentas dedo-de-moça picadas sem sementes
6 tomates maduros médios
3 dentes de alho picados
3 colheres (sopa) de azeite de oliva
2 colheres (sopa) de manjericão fresco
Sal a gosto

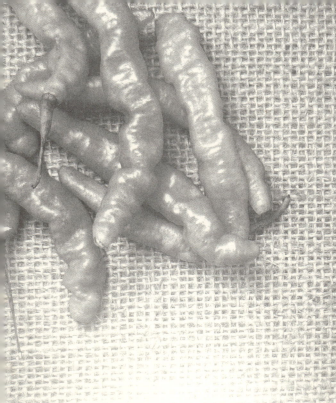

Hoje, tailandeses e coreanos são considerados os maiores consumidores de pimenta do mundo; o consumo atinge até oito gramas por dia por pessoa.

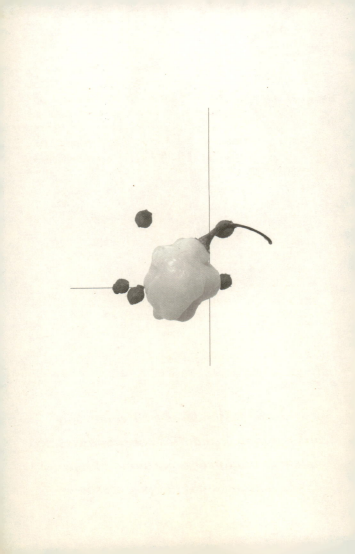

Preparo:

Escaldando rapidamente em água fervente, tire a pele dos tomates, depois as sementes e corte em cubos. Coloque-os na tigela onde a massa será colocada depois de cozida. Junte os outros ingredientes e deixe o tomate temperado descansando em lugar fresco por 20 minutos. Cozinhe a massa em água fervente com sal moderado pelo tempo indicado na embalagem. Deixe a massa *al dente*, escorra e coloque na tigela com o molho. Misture bem e sirva imediatamente.

Chili mexicano vegetariano

Ingredientes:

½ xícara de azeite de oliva extravirgem
2 cebolas médias cortadas
5 dentes de alho, picados
2 pimentas jalapeño cortadas
1 pimenta-de cheiro não ardida
1 pimenta dedo-de-moça
1 pimenta verde
3 tomates médios em cubos
200ml de molho de tomate
2 latas de massa de tomates
200 g de feijões vermelhos em lata (cozidos)
3 xícaras (chá) de água
1 colher (sopa) de suco de limão
4 colheres (sopa) de pimenta-do-reino em pó
2 colheres (sopa) de cominho
1 colher (sopa) de páprica
1 colher (sopa) de orégano
Sal a gosto

Molho Tabasco a gosto

1 xícara (chá) de proteína texturizada de soja (PVT)

Preparo:

Deixe a proteína de soja de molho em água morna por 2 horas e escorra, apertando bem para retirar a água. Doure a cebola, o alho e as pimentas em óleo. Adicione as especiarias e cozinhe durante 2 minutos. Misture o restante dos ingredientes, adicione a proteína de soja por último. Ajuste a quantidade de proteína de soja até obter a textura e consistência desejada.

Vegetarian green chili

Ingredientes:

6 pimentas verdes longas e frescas, assadas e sem casca e sementes, cortadas em pedaços grossos

300g de carne de glúten macia, cortada em cubos

1 cebola média cortada fina

4 dentes de alho picadinho

1 colher (chá) de orégano seco

1 colher (chá) de cominho em grão

2 colheres (sopa) de suco de limão

1 colher (chá) de pimenta-preta em pó

1 colher (chá) de páprica em pó

1 colher (chá) de pimenta caiena em pó

Pimentas verdes picantes a gosto

1 colher (sopa) de azeite de oliva

Sal a gosto

Preparo:

Esfregue sobre a carne de glúten os ingredientes secos (páprica, pimenta-preta, pimenta caiena, sal, alho em pó e cominho), cubra e deixe a noite toda no refrigerador. Numa panela média doure a cebola, o alho, o orégano e o cominho. Coloque as pimentas verdes e mexa. Coloque a carne de glúten junto com o suco de limão e misture. Acrescente água quente até cobrir quase toda a carne, mexa bem, reduza o calor, cubra e deixe por 30 minutos. Confira sempre para ter certeza de que não está pegando no fundo. Então confira a consistência, mais líquida ou mais grossa, dependendo do gosto, adicione o sal e a pimenta-preta.

Pipocas com pimenta

Para 3 pessoas
Ingredientes:
1 xícara (chá) de milho de pipoca
2 colheres (sopa) de manteiga fresca
1 colher (sopa) de azeite de oliva
1 colher (chá) de ervas finas
1 colher (chá) de pimenta-branca (pimenta-do-reino em pó)
½ xícara (chá) de queijo ralado

Preparo:
Em uma panela coloque a manteiga, o azeite e o milho de pipoca, mexendo até o milho começar a estourar. Tampe a panela e abaixe o fogo. Retire, acrescente as ervas finas, a pimenta e o queijo ralado, misture muito bem e sirva.

Ovos de codorna picantes

Para 2 pessoas
Ingredientes:
2 dúzias de ovos de codorna
1 colher (sobremesa) de pimenta calabresa

4 colheres (sopa) de azeite de oliva
1 colher (chá) de vinagre de vinho branco
2 colheres (sopa) de salsa fresca picada
1 colher (sobremesa) de orégano seco
1 colher (chá) de sal marinho moído

Preparo:
Cozinhe os ovos em água fervente por 10 minutos. Escorra e coloque imediatamente em uma tigela com água e gelo. Deixe esfriar completamente e descasque os ovos. Em um pequeno recipiente, coloque o azeite de oliva, vinagre, pimenta calabresa e sal. Misture bem e despeje sobre os ovos. Misture e salpique com salsa e orégano. Leve à geladeira por 1 hora e está pronto para servir.

Pimenta curtida à moda baiana

Ingredientes:
pimenta malagueta
azeite de dendê
sal (pouco)

Preparo:
Refogue a pimenta, numa panela, com o azeite de dendê e o sal, até que esteja macia. Bata no liquidificador e guarde. Trata-se de um molho muito especial com sabor da Bahia.

Brócolis com pimentas vermelhas

Ingredientes:
1 maço de brócolis
2 colheres (sopa) de água
1 colher (sopa) de manteiga fresca
½ xícara de pimentas vermelhas picadas

½ xícara de cebola picada
½ colher (sobremesa) de cominho moído
1 colher (sopa) de queijo parmesão ralado

Preparo:
Corte o brócolis em 5 ou 6 partes e coloque num pirex. Acrescente a água. Cubra com plástico apropriado e leve ao forno de micro-ondas por 5 minutos. Drene o líquido e reserve. Coloque a manteiga numa forma larga e leve ao micro-ondas por 20 segundos, até derreter. Misture a pimenta, a cebola e o cominho com a manteiga e leve novamente ao forno de micro-ondas por 5 minutos. Adicione o brócolis e misture bem. Salpique o queijo por cima e está pronto para servir.

Dica para quando usar a pimento-do-reino

A pimenta-do-reino torna os pratos ainda mais saborosos e aromáticos se combinada com outros temperos, como: manjericão, cardamomo, canela, cravo, coco, coentro, alho, gengibre, noz-moscada, salsinha, alecrim, tomilho, açafrão... ela combina com quase todos os tipos de comida.

Sobremesas picantes

Frutas com pimenta

Pode-se comer frutas temperadas com pimenta-do-reino. Basta cortá-las e salpicar levemente a pimenta-do-reino em pó (a gosto) sobre elas.

Bolo integral de chocolate com pimenta

Massa
2 ½ xícaras (chá) de farinha de trigo integral
1 colher (sopa) de fermento em pó
1 xícara (chá) de chocolate em pó solúvel sem açúcar
10 grãos de pimenta-do-reino
½ colher (sopa) de pimenta calabresa seca
3 ovos
1 xícara (chá) de óleo
1 lata de leite condensado
1 pedaço de canela em pau
1 xícara (chá) de leite

Cobertura:
1 xícara (chá) de chocolate em pó solúvel
1 colher (chá) de pimenta-do-reino moída
50 g de manteiga
½ xícara (chá) de leite
½ xícara (chá) de açúcar

Preparo:
Em uma panela coloque o leite, as pimentas e a canela e leve ao fogo para ferver. Retire, espere amornar e coe, desprezando as pimentas e a canela. Bata no liquidificador o leite, o leite condensado, os ovos e o chocolate em pó. Coloque em um recipiente e misture bem a farinha e o fermento. Coloque em uma forma redonda, de aproximadamente 30 cm de diâmetro, untada e enfarinhada e asse em forno médio alto (200°C), pré-aquecido, por aproximadamente 40 minutos. Quando o bolo estiver quase pronto, prepare a cobertura. Misture o chocolate em pó, o açúcar, a manteiga, o leite e a pimenta e leve

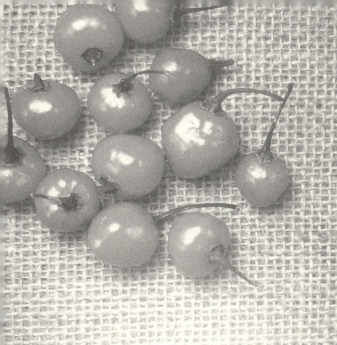

O famoso spray de pimenta, utilizado principalmente pela polícia inglesa, é produzido com a pimenta Dorset Naga, cultivada no sul da Inglaterra.

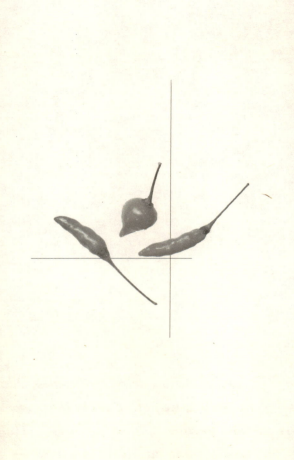

ao fogo baixo, deixando ferver por dois minutos ou até engrossar. Desligue o fogo, bata bem a cobertura com uma colher ou garfo e coloque sobre o bolo ainda quente. Sirva em seguida.

Espeto picante de frutas

Para 4 pessoas
Ingredientes:
1 maçã
½ abacaxi pequeno
2 pêssegos
1 manga
1 pera
1 xícara (chá) de leite
3 ½ colheres (sopa) de açúcar mascavo
1 colher (sopa) de farinha de trigo
1 colher (sopa) de páprica em pó
3 colheres (sopa) de mel puro
3 gemas de ovo caipira
2 colheres (chá) de açafrão em pistilos
1 pedaço de gengibre em tiras finas
½ colher (chá) de pimenta-branca em pó
1 xícara (chá) de fava de baunilha

Preparo:
Lave as frutas, descasque-as e corte em pedaços. Coloque-as em uma tigela, junte o açafrão, a páprica, o mel aquecido, o gengibre e a pimenta. Deixe macerar por 40 minutos. Aqueça o leite, juntamente com a fava de baunilha aberta no sentido do comprimento. Deixe amornar. Em batedeira, bata as gemas com o açúcar, até obter um creme liso. Acrescente a farinha de trigo e, em seguida,

despeje lentamente o leite, misturando bem com uma colher. Leve ao fogo médio e deixe por alguns minutos até obter um creme encorpado, mexendo sempre. Retire do fogo e deixe esfriar, mexendo de vez em quando. Divida as frutas em 4 espetinhos de madeira umedecidos, disponha--os sobre uma grelha e regue com o líquido de maceração das frutas. Deixe grelhar por cerca de 10 minutos. Sirva os espetinhos quentes ou mornos, acompanhados do fundo de cozimento.

Molho de chocolate e pimenta

Ingredientes:
200 g de chocolate meio-amargo
200 g de queijo cottage
500 ml de creme de leite fresco
1 colher (chá) de pimenta caiena (ou calabresa)
1 colher (sopa) de licor de chocolate
2 colheres (sopa) de cacau em pó
1 xícara (chá) de folhas de hortelã fresca picada

Preparo:
Derreta o chocolate em banho-maria em uma forma refratária de vidro, quando derreter acrescente a pimenta no chocolate ainda quente, adicione o licor, o cacau e as folhas de hortelã. Esfarele o queijo cottage com um garfo e acrescente ao molho, misturando bem. Pode-se coar o molho para que fique bem fino.

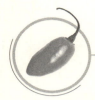

BIBLIOGRAFIA
E FONTES CIENTÍFICAS

Antioxidants and Lycopene, Nutrition Week, march 21, 1997; 27(11):7.

BONTEMPO, M. *Guia Médico da Saúde Natural*. TerraBrazil. Porto Alegre. 2003.

BONTEMPO, M. *Medicina Natural*. Nova Cultural. São Paulo. 1995.

BONTEMPO, M. *Alternativas Atuais Para a Prescrição Médica*. Editora Guanabara Koogan. Rio de Janeiro. 2000.

DAVE DE WITT. The Chile Pepper Encyclopedia.

GARTNER, CHRISTINE, et al. Lycopene is more bioavailable from tomato paste than from fresh tomatoes. *American Journal of Clinical Nutricion* 1997; 66:116-122.

GESTER, HELGA M. A. The Potencial Role of Lycopene for Human health. *Journal of The American College of Nutrition*. 1997,16(2):109-126.

KAPITANOV, A. B. et al Radiation. Protective Effectiveness of lycopene. *Radiatsionnaia Biologia, Radioecologia*, May/June 1994: 34: 439-445.

KARLHEINZ, S. Vitaminas Antioxidantes e B carotene: efeitos na incompetência imunológica. *Am.J. Clin. Nutr*. 1991; 53: 3835 - 55.

OLIVEIRA, Alexandre Borges et al. *Capsicum: pimentas e pimentões no Brasil*. Brasília. Embrapa, 2000. 113p.

REIFSCHNEIDER, F. J. B. e equipe. *Capsicum: Pimentas e pimentões do Brasil*. Embrapa, 2000

SILVA, Ernani Clarete da; SOUZA, Rovilson José de. *Cultivo de pimenta*.

LEIA TAMBÉM...

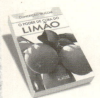

O PODER DE CURA DO LIMÃO
Conceição Trucom

O poder de cura do limão é um guia de medicina caseira que todo lar deve ter.

Um alimento natural, acessível a todos, disponível o ano todo e que pode ser facilmente utilizado em diversas técnicas terapêuticas de prevenção e tratamento de várias doenças.

O limão – polpa e casca – é um alimento ímpar da natureza porque sua composição lhe confere propriedades múltiplas como: fortalecer ossos, órgãos e sistemas; ativar a circulação e o sistema imunológico, entre outros.

Você se surpreenderá ao conhecer todo o potencial de cura que esta fruta nos oferece.

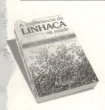

A IMPORTÂNCIA DA LINHAÇA NA SAÚDE
Conceição Trucom

Este livro traz um estudo detalhado das propriedades nutracêuticas da linhaça, importante alimento para a conquista do equilíbrio orgânico, eficiente na prevenção de diversas doenças e no tratamento de alguns quadros de deficiência hormonal. Esta semente nobre proporciona energia sem aumentar o peso de quem a consome, além de ativar o sistema imunológico e prevenir contra o envelhecimento. Um livro para aqueles que estão em busca de uma vida mais saudável e acreditam que a natureza oferece saúde em abundância.

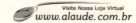

IMPRESSÃO E ACABAMENTO
Bartira Gráfica e Editora S/A